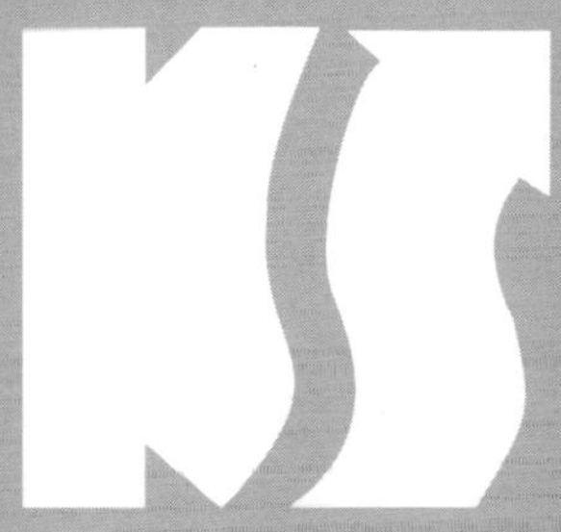

凱信企管

用對的方法充實自己，
讓人生變得更美好！

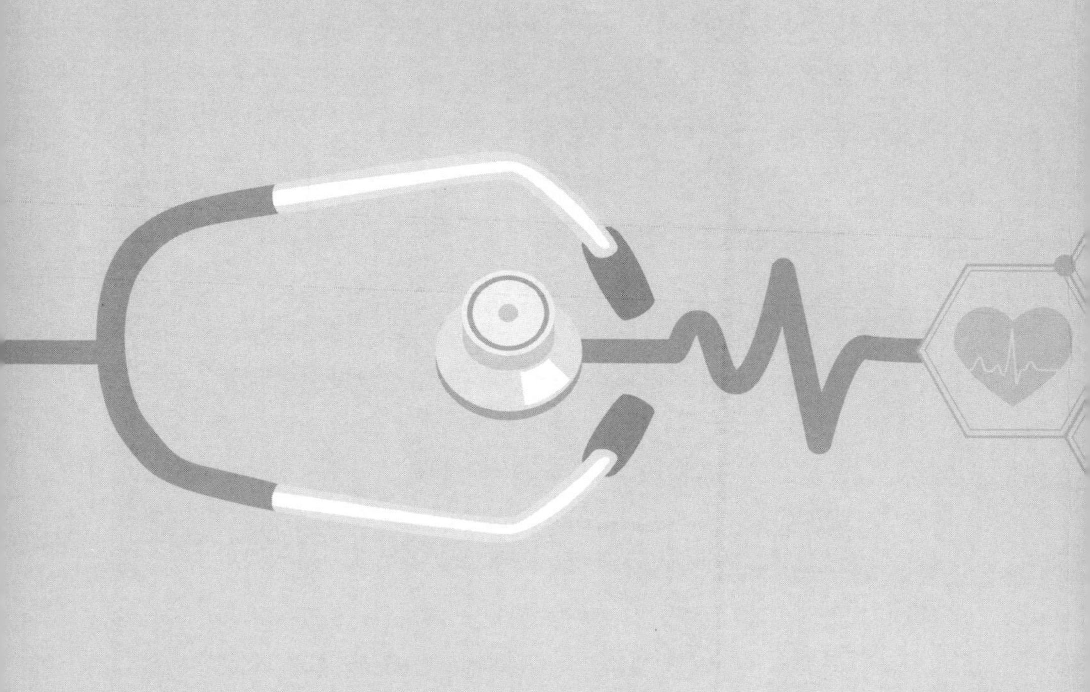

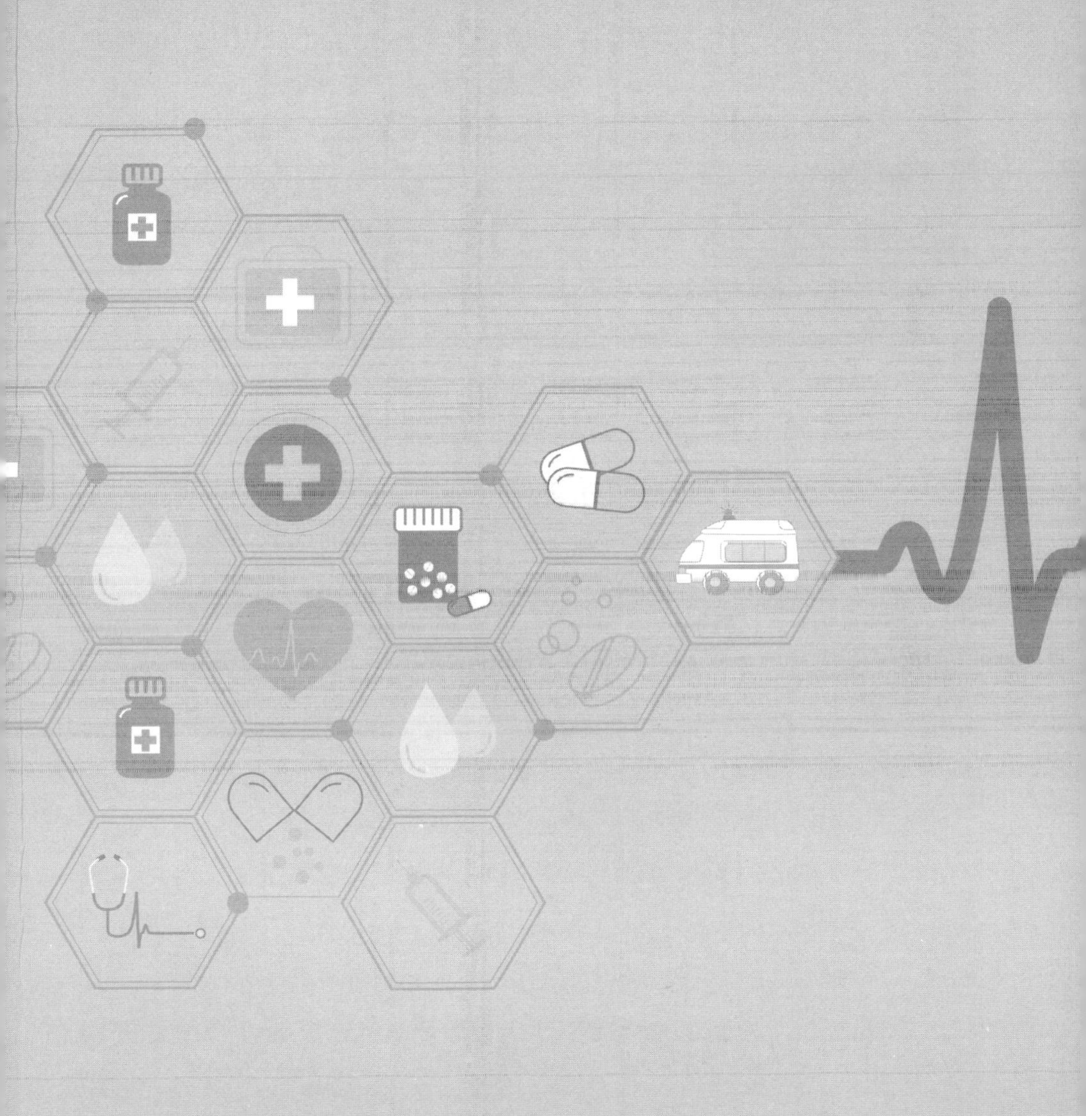

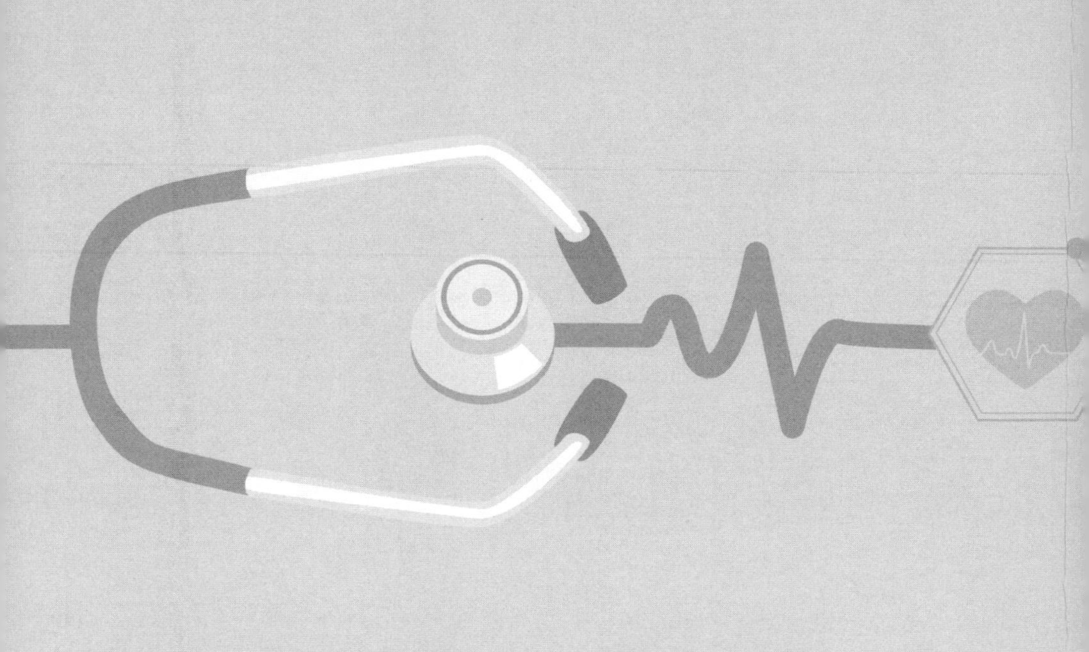

老魔王的急診室

急診醫師面對生老病死，以人性為出發點的魔宮寓言

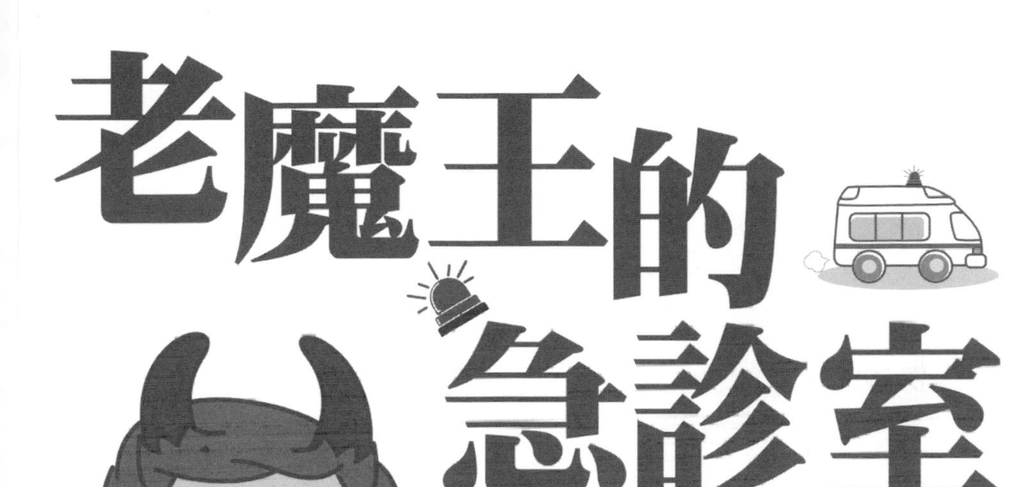

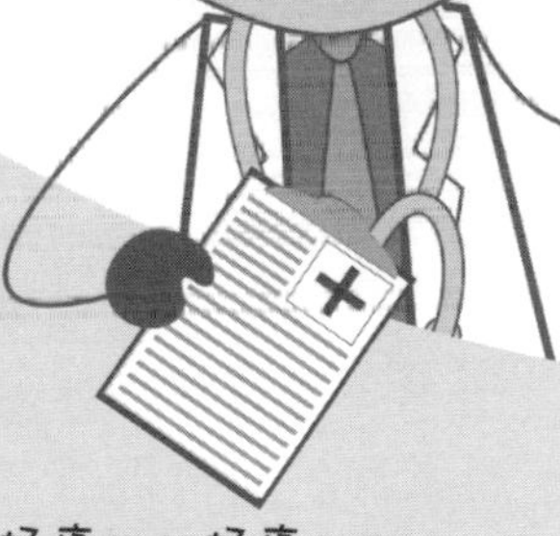

醫生，我睡不著～～
再幫我打一針！

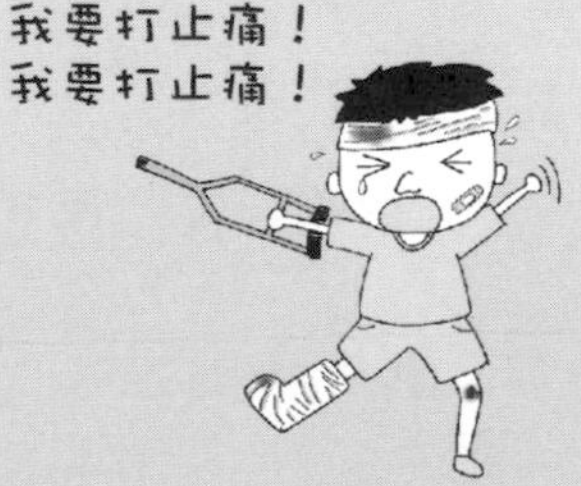

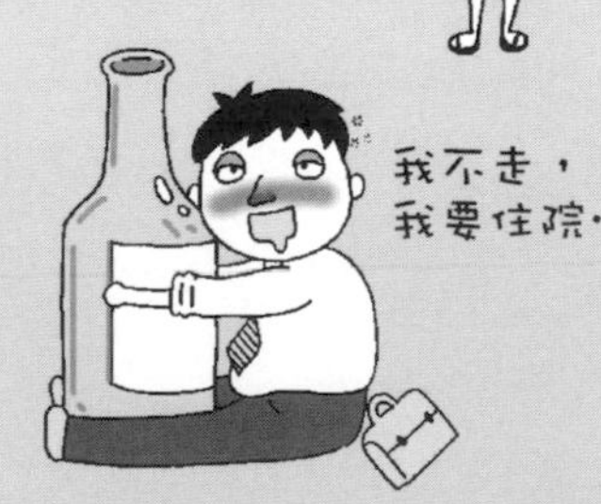

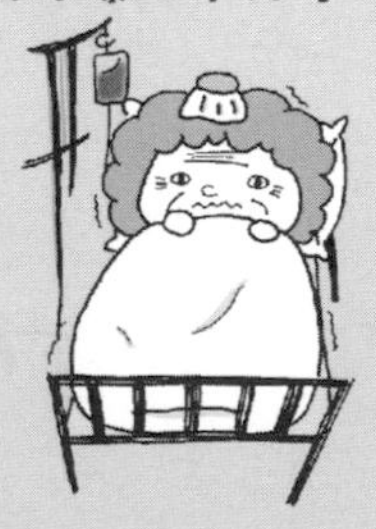

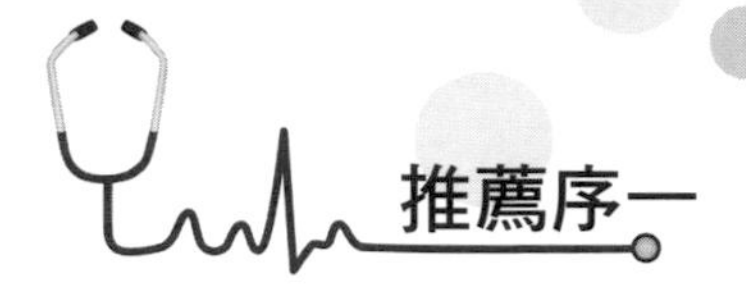

生老病死活在當下

認識「小畢醫師」三十多年，看著他由一位品學兼優的國中生，到考入陽明大學醫學系，接受完整的醫科及台北榮總住院醫師的嚴格訓練，再到宜蘭懸壺濟世十餘載。他也由一位文武雙全的「小魔王」，蛻變成一位看盡生老病死的「老魔王」。在急診室二十多年晨昏顛倒的生涯中，他經歷了至親的離去，也救活了無數的生命，並曾榮膺總統府醫療小組的成員。不值班時，他事母至孝，除了回饋母校及服務社會之外，他也充分利用時間活在當下，上山下海足跡遍及海內外，並勤於筆耕將所見所聞記錄於blog，已有超過四十萬人次的瀏覽。欣逢「人」中之「龍」醫師第一本大作問世，很高興也很榮幸為他寫序。

我嘗試用企業界的觀點，來簡單分析老魔王提的一些故事與案例。書中提到客戶滿意，讓我想到醫療服務業與我們在高科技界或各個產業強調的客戶滿意不謀而合，畢竟病人也是衣食父母，雖然一般正常的民眾若非有事，其實不願意拜訪或打擾醫生。另提到防禦性醫療，其實，在法律文件或是企業經營上也有類似的自保措施，早期做生意曾有一諾千金或以握手代替合約，但是當不理性的病人或病人家屬越來越多時，彼此耗費社會的資源與時間就越多。

小畢醫師在急診室的經驗，包括接觸各式各樣的病患及家屬、粉絲或是暴力份子，確實是我們一般上班族無法想像的，這也讓每天看慣人生百態的醫生，在壓力下有時感覺口吻有點無情，我們也應多加體諒。書中提到以嚴重性及緊急性來區分第一至第五級，作為急救的優先順序，我想一般大眾應能諒解並支持，就像在民間企業我們也要求主管或是基層同仁以此兩個準則來做日常工作或是長遠規劃。

在本書中，畢醫師沒有引用一堆艱澀呆板的醫學術語，或是枯燥無味的文字敘述，反而是略帶戲謔幽默的口吻，讓讀者會心一笑，進而能認知並體會，成功地傳播衛教知識。我看完初稿後，最近剛好去住家附近的診所看病，就嘗試以簡明扼要的方式向醫生報告我的病情，還獲得那位醫生的讚許，何樂而不為呢？謹以此文表達本人的恭賀及敬意。

金慶柏
（華碩電腦伺服器事業部總經理）

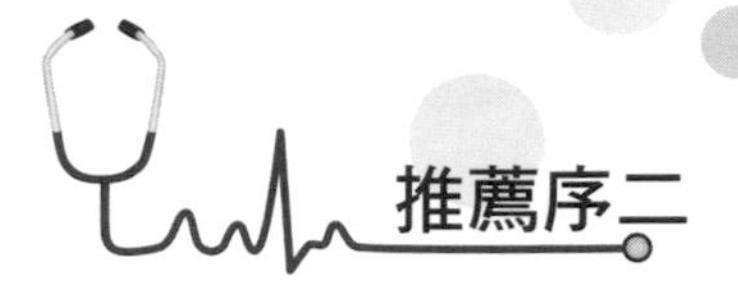

愛護急診、尊重急診人，促進和諧的醫病關係

急診是一門很專業又特殊的醫療領域，它有很多特性為人們所喜歡，也有一些特性是人們所不喜歡的。無論如何，當你的人格特質符合急診的特性，又無懼於它的缺點，就適合進入急診的領域。在一般的社會裡，這種人並不太多，我們稱這些人為值得尊敬的急診人。人們到了急診室，充滿了期待但又常令期待落空，這就是人們對急診的迷思所造成，故我們有必要教育一般民眾，能對急診有正確的認識，就能少一分對急診的誤解，俾提升急診的正面形象，進而促進和諧的醫病關係。

畢醫師是位充滿熱情且又深具急診特質的資深急診醫師，在繁忙的急診工作之餘從事心得寫作，以詼諧幽默的筆法寫出心中所感，頗具教育意義。對於急診醫師而言，除了發自內心的微笑，還要思考如何精進勿作防衛性醫療。對於民眾而言，可以了解急診的意義，不要逼迫醫師做浪費醫療資源的事情。

在讓客戶甘願滿意的章節裡，所述說的故事都是事實，看得是既無奈又痛心，實在是浪費健保資源甚鉅，醫師與病人雙方都要用心檢討，醫師要花更多時間做衛教，以說服病人。民眾則要信任醫師的專業。以病人為中心固是普世價值，也是評鑑的中心思想，但也不能無限上綱，違反醫療倫理，浪費健保資源就是違反了醫療倫理四原則之一的公平（Justice），醫師與病人均要檢討改進。

《牛肉粉絲》寫得很有意思，更點出了民眾醫學常識的不足，或在此激烈競爭的社會下，民眾的緊張焦慮不安的情緒。根據統計，來到急診的病中約三分之一是牛肉粉絲，病人看到這一章節定會很有感觸，而有不同的想法，這本不奇怪，因為他們本就沒有病識感。我倒是衷心盼望家屬要正視這個現象，要與醫師合作，如果醫師有建議，務必帶他家的長期慢性病人，到身心醫學科看診才是上策。

《急診暴力》這一章節，讀者可以抱著看武俠小說的心態來閱讀，作者以誇張的筆法，武俠小說的套路，來描述故事的情節，只為博君一笑，卻真實的刻劃出急診暴力的無所不在，它永遠是急診人的夢魘，是急診的特性之一，本書旨在提醒大家對急診暴力的正視。

急診室是救命的地方，同時是人們仰賴的地方，希望大家在輕鬆閱讀本書之餘，能讀懂本書所要表達的真正意涵，進而愛護急診、尊重急診人。

胡勝川

（中華民國急診醫學會創會理事長／花蓮慈濟醫院急診部顧問醫師）

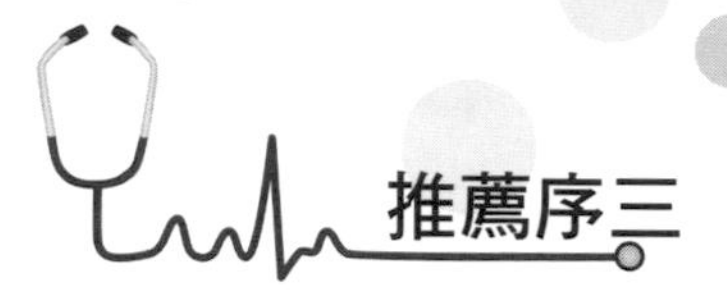

老魔王笑談人生——啟發人生價值的思考

才華橫溢、詼諧有趣的「小畢」醫師要出書了，直覺上引起我的好奇是「小畢」除了「南胡」拉得一把罩外，每每相遇時刻所聽所聞的是「冷笑話」，但卻是治療憂鬱病人的開心果，「笑談人生」應該是他最佳的人生寫照。

在北榮訓練的所有急診專科醫師中，應該不會訓練培養此類「藝術師般」之醫師，唯有「小畢」醫師，領略急診室生老病死、人生百態後，可以如此揮灑自如、灑脫且直白個性與毫不掩飾的性情中人，刻劃出妙語如珠的軼事、發人深省的劇情片故事，一來娛樂人生，其次啟發人生的價值與思考模式！

本書內容有《就醫三部曲》：一、主訴；二、理學檢查；三、衛教，先描述病人與醫師間就醫的期望值差距太大的處理，是需要有溫暖的同理心與溝通技巧；其次為當不典型症狀所出現醫療上的不確定性的處理，是需要更多的耐心溝通與處置；最後，特殊個案中，如牛肉粉絲、酒鬼、急診暴力等，在運用急診資源上，是對急診醫師的挑戰，也是智慧考驗的一面鏡子。這些有趣且生動，具有寓教於樂、談天說地的故事，不僅讓人深思，更值得一再品味。

最後，以一首藏頭詩，來表達本人對「小畢」醫師的敬佩，做最適當的評語：

畢氏精通急診學

人聽寄情南胡旋

龍飛鳳舞娛人生

才睥眾生千萬面

華語俯探百人樣

橫量縱判啟示錄

溢滿詼諧度一生

顏鴻章

（臺北榮民總醫院 急診部主任）

自序

台灣大多數的急診室，是壓力非常大的工作環境。因為沒有掛號上的限制，所以病情緊急的，自認為病情緊急的，不知道該看哪一科的，或甚至是趕時間的，就會跑來急診掛號。礙於法令的規定，我們幾乎不能拒絕病人掛號。

而基於「花錢就是大爺」的心態，有不少人只要稍微等個五到十分鐘，就會勃然大怒，覺得醫院在草菅人命或是不尊重他了！殊不知，急診有檢傷制度，所有病人必須先經過檢傷分級之後，才依照嚴重度和緊急程度來看診。如果被分類在第五級，那麼等兩小時才被看到也是合理的；當然，有立即性生命危險的，在檢傷站時就會被判定在第一級，即馬上能得到處理。

在急診工作久了，每天面對生老病死，看盡人性百態，難免會對現在的社會風氣感到失望；加上常常繃緊的忙碌狀態，有時候在上班中的心情會越來越不好，甚至會影響到下班後的情緒。

有一天我突發奇想，如果這些在急診發生的事件，改變其中一些對白，或是增加一些情境，會不會讓原本劍拔弩張的緊張情節，幡然變成歡樂的喜劇片？讓原本已經是悲傷的結局，卻成了值得深思的劇情片？

這樣的念頭，造就了我在自己的部落格「城堡裡的老魔王」裡，寫下了幾篇《魔宮寓言——瘋狂醫院》的文章，沒想到這些抒發心情的短文，意外獲得出版社的青睞，而成了這本書的主要內容。

然而，在這些變成詼諧作品的真實故事背後，其實存在著現有的一些社會現象和人性醜陋面，例如：寫到《急診暴力隨想曲》的三篇文章，《笑貧不笑娼》，《老了，誰來照顧你？》等等，我個人認為其中諷刺的意味是更明顯的。而在《急診室的一小時》裡，雖然用不同的調性分寫成兩篇文章，但其實裡面所描述的急診緊張忙亂狀況卻是真實的。只是，大多數的急診室，不會整整24小時都這麼忙就是了。最後尾聲的《當醫師變成傷患》，則是應出版社的要求，把我當年受傷開刀後的經驗轉述出來，讓大家知道，醫師也是人，也會生病或受傷。只是，醫師生病或受傷時，心情是如何轉變，遭受的待遇是否有所不同？

所謂內行的看門道，外行的看熱鬧，裡面的文章，相信許多在急診工作過的同行，一定都感同身受；對急診生態不熟悉的人，應該也可以領會到其中的部分意涵。內容雖然都是我個人的心得展示，但其實也是對一些社會現象的警示，讀者不妨將之視為幾則人性闇暗的黑色喜劇……

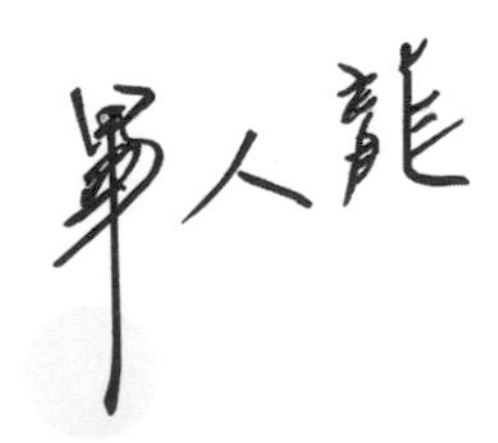

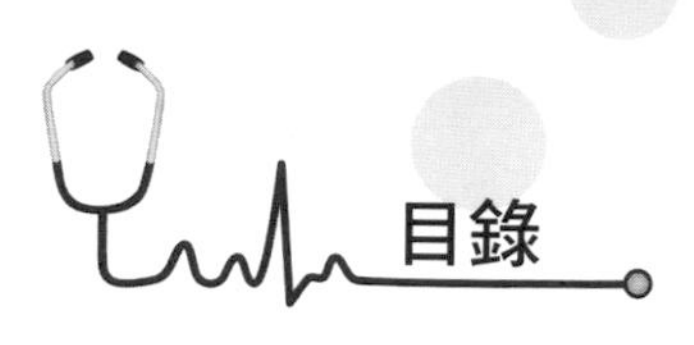
目錄

第一章 急診長什麼樣

很多人聽到「急診室」，立刻會反應說：「是個很忙的地方。」
但是急診室到底有多忙亂？
另外，臺灣鐵路史上最大的災難，帶你從不同的角度去看、去感受～～

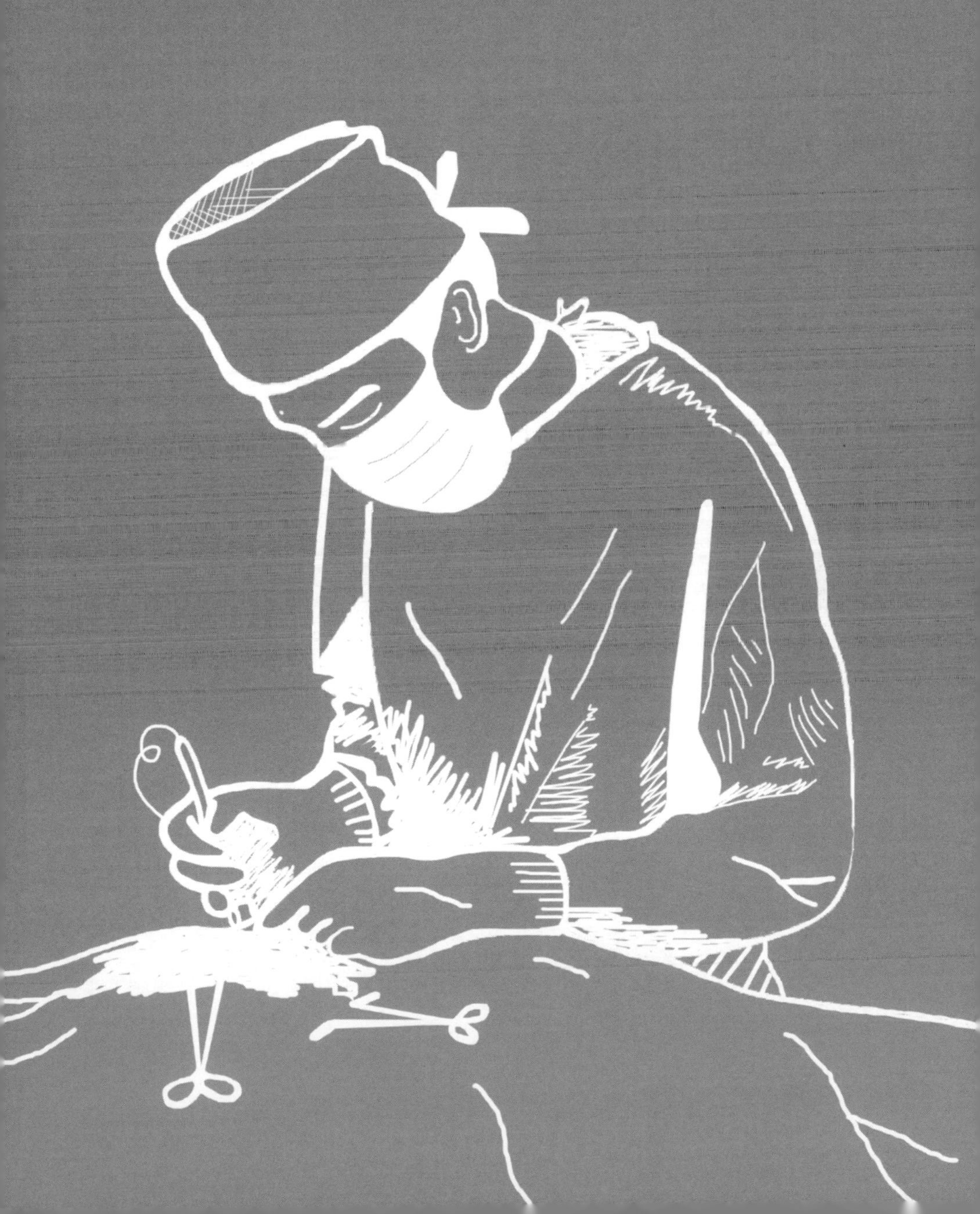

忙碌的急診裡有個「急救室」，裡面的醫護人員到底都在忙些什麼事，您可能不見得知道……

有些人的心肌梗塞，會立刻猝死；有些人卻可以很幸運地在一發作的當下，就有醫療體系介入而得以康復，甚至毫無後遺症地回家。或許冥冥之中真有天意……

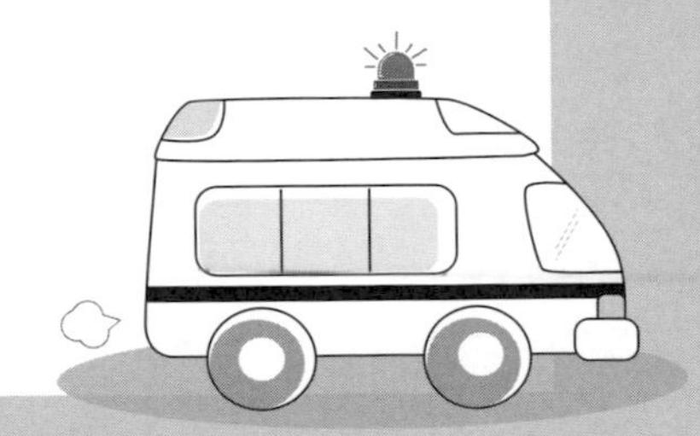

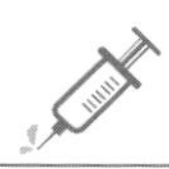

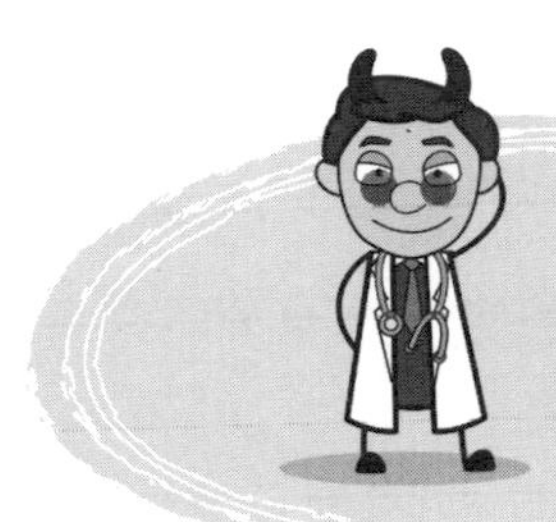

急診室的一小時

＜序幕＞

臺灣許多醫院的急診室，常常是處於狀況多到要爆炸的狀態，當中的迅速、緊張、忙碌、崩潰，若是沒有親身經歷過，是無法想像的！這也常讓身在其中的急診醫護人員，恨不得能有個三頭六臂，把許多事情趕快搞定。

但急診室也不是永遠都這麼忙的，白天和晚上會有差別；平日和假日會有差別；當天一起上班的同事，若有號稱「塞郎」或「賽金花」的，也會有差別。至於偷吃芒（忙）果或鳳梨（旺來）的，會忙到多慘，就因個人八字輕重而異了……

（I）白日芒茫，人員忙茫

早上七點五十分，大六醫學生陳若瑀到急診室報到，今天是她第四個月當見習醫師。先前 run 過心臟內科、婦產科和整形外科各一個月，這個月輪到急診。三天前，教研部的職員就通知她今天早上八點以前，自己到急診室找「教學計畫主持人」張醫師報到。

◆ 時間　08:00 ～ 08:15 a.m.

陳若瑀剛走進急診室，正想問問哪一位是張醫師時，便聽到救護車「喔咿喔咿——」地響著。不久，警鳴聲停止，一輛救護車駛進急診大門口，只見兩位護理師跑上前去接病人。兩分鐘後，從擔架上推下來一位滿身是血的男子，一臉血汙，紗布邊還在滲血，乍看之下，分不清是老的還是年輕的？

陳若瑀皺著眉頭，忍不住退了一小步。身為準醫師，雖然不應該怕見血光，尤其上個月才在整形外科見習過，對於恐怖的傷口已經免疫了。但在外科病房的病人，通常傷口都已經處理過了，很少還會噴血或血肉模糊的；而此時就這麼活生生的一位血衣人在眼前，加上細微的呻吟聲，還是讓她不由得心悸了一下下！

突然，有人拍了一下她的肩膀，她猛一回頭看，一位中年男醫師正微笑著看著她……

「妳是陳若瑀醫師吧？我是負責教學的張醫師。」

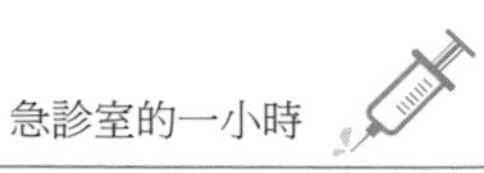

「老師好！」陳若瑀馬上鞠躬問好。

在現行醫學制度裡，醫學生在學校學完所有課程後，會先成為「見習醫師」，再來是「實習醫師」，畢業後，考上醫師執照，就可以成為所謂的"PGY"（Post Graduate Year，畢業後醫學訓練），接著就能正式成為「住院醫師」；幾年後，只要考試再過關，便可成為「專科醫師」。這個階段，在某些醫院要學習行政事務，因此會當上「總醫師」；最後再升上去，就會是「主治醫師」、「主任」等等。

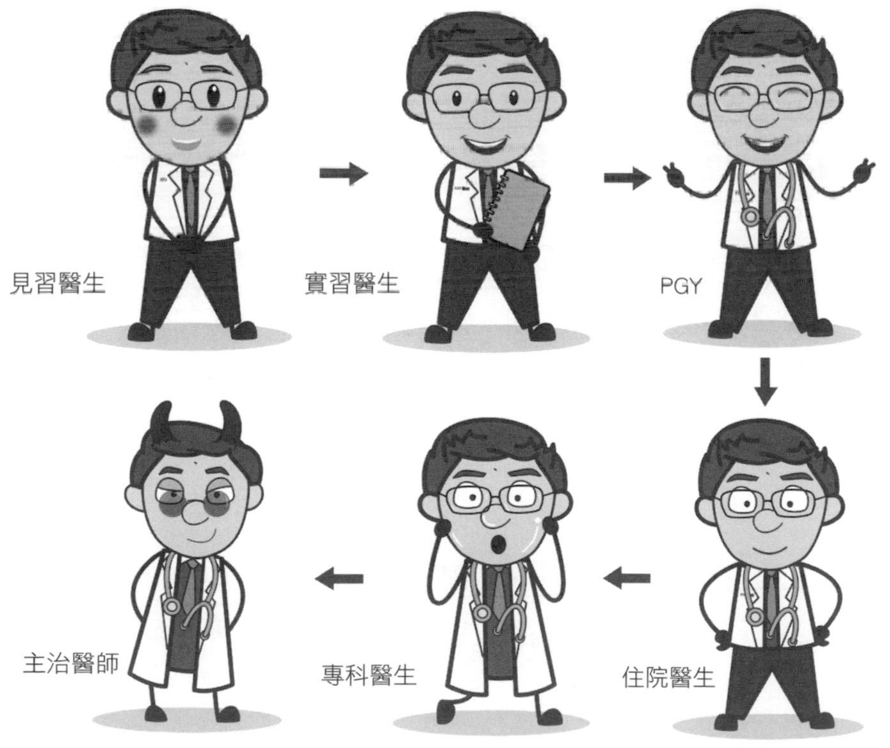

每一個階級都有考試或評核才能升等，所以對於陳若瑀這樣最低階級的見習醫師而言，張醫師不啻為一位「高等位階」的資深老師，因此她趕緊鞠躬問好。

張醫師瞥了一眼被兩位護理師推進急診的外傷病患，隨即微笑地跟陳若瑀說：「我先帶妳 orientation（導覽介紹），等一下我要去衛生局開會，所以會請今天白班負責看內科的急診醫師帶妳。」

在介紹環境的過程中，只見幾位護理師忙進忙出。急診周醫師正在急救室裡面處理病患，陳若瑀瞄了一下，看到急救室裡面有四個病人……

「老師，你要進去幫忙嗎？我可以等一下再聽你介紹。」陳若瑀問張醫師。

「別擔心，裡面的四個病人，其中有三個內科的，已經處理過了；只有這個受傷的 new patien（剛剛來的病人），對急診醫師而言這是小 case。而且等一下他們就要交班，會有另一位醫師來接手。」

＊＊

幾分鐘後，白班的劉醫師來接班，夜班周醫師交給他十三個一般病床的病人，加上急救室的三位病患；而張醫師

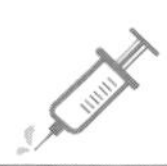

也在此時 orientation 結束，便將陳若瑀介紹給劉醫師。

劉醫師嚴肅地跟陳若瑀說明，「通常白班前幾個小時會很忙，妳要跟緊我，看我怎麼看病人，以及怎麼跟家屬解釋病情。我會盡量抽空 teaching。」

「是！老師。」陳若瑀恭敬地回答。

對見習醫師而言，學校學到的醫學知識是一回事，能否真正應用到病人身上，又完全是另一回事！例如：在學校教你「肺炎」，會告訴你病人有什麼症狀，流行病學上要注意什麼事情，生理學和病理學又會有什麼變化，抽血或 X 光可能有什麼表現，最後該怎麼治療，以及病人的預後如何等等。但實際上，病人一來，不會告訴你他是肺炎，讓你得以按步就班地照書上的順序來進行。

對老年人而言，他的主訴可能會是「全身無力，有點兒喘」，這時候，就要從學過的醫學知識去問出相關症狀，加上身體檢查，最後排除掉可能的心臟衰竭、急性腎衰竭、貧血、中風、過度換氣，甚至中毒等等疾病，才找出答案是肺炎！

見習醫師就是要在跟著主治醫師看診的過程中，學習如何去問診，如何做身體檢查，最後如何歸納出答案，並學著去解釋病情。但是在跟診的過程中，主治醫師的教學熱忱和態度，往往會影響學生的學習積極度；相對的，如果學生表現的主動積極，老師也會更熱衷回應。

「我剛接班，我們先檢視夜班留下來的病人。」劉醫師打開電腦畫面，跟陳若瑀解釋目前急診的病人。

有三位是心臟科等住院的；

有兩位是早上起床後頭暈，還在等報告；

有兩個是發燒，正在查原因；

四個是腹痛，目前傾向是急性腸胃炎……

另外，還有兩個是失眠的常客，都是打完針後，從昨晚睡到現在。

至於急救室裡面的三個內科病患，有兩個是意識不清，其中一個是低血糖的病患，補充葡萄糖後已經醒過來；另一位正在做頭部電腦斷層；第三位則是喝酒路倒，昨晚大吵大鬧，被打了鎮靜劑，現在還在觀察當中……

最後一個是外科傷患，不屬劉醫師負責。

正當劉醫師在說明一般疾病處理流程時，門口陸續掛號了三位病患。於是劉醫師停止舊病人的檢視，先接新病人。看診時，陳若瑀就站在旁邊觀摩學習。

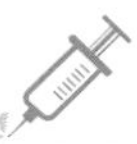

◆ 時間　08:16 ~ 08:30 a.m.

看完三位新病人，劉醫師先帶陳若瑀到急救室，再次診查那位低血糖的病人。一進急救室，發現這位阿公已經完全清醒了，一些抽血指數也沒有太大的問題，便跟家屬解釋狀況，並建議住院觀察三天；同時，也告知要調整阿公降血糖的用藥。

「什麼調整降血糖的藥？」阿公突然叫道：「我又沒吃降血糖的藥！」

「對啊，我爸爸沒有糖尿病呀！」一旁的女兒跟著說。

眾人聽得一臉愕然！

「可是他剛來的時候，血糖只有26！」劉醫師一邊說著：「你們家有誰在吃降血糖的藥？或許阿公誤吃了別人的藥！」一邊已經在想著是否可能有內分泌或腫瘤的問題，所以造成病人的低血糖。

阿公有點兒不高興，說道：「沒有啊！我只有吃你們醫院開的藥⋯⋯」

說完，看了旁邊的外勞 Wadi 一眼，突然想起了什麼似的，指著 Wadi 吞吞吐吐地說：「嗯⋯⋯今天⋯⋯今天有多吃一顆她拿給我的藥。」

大家轉頭看向Wadi，只見她突然臉紅，然後哭了起來⋯⋯

正當劉醫師要再接著追問下去的時候，隔壁床的那位酒鬼醒來了，轉頭就叫：「喂～～我要回去了。」

劉醫師轉身看著他，說道：「醒來了啊？你昨晚酒精濃度 252，相當高！我們要觀察久一點，你暫時先不要回家。」說罷，決定先暫時放著阿公和家屬在一旁，走到隔壁床，先處理這酒鬼。

酒鬼搖著頭說：「不要啦！你們這裡好吵，我要回家睡覺。」

這時，護理師小芳報告說：「劉醫師，他剛剛血壓 192 over 110（收縮壓 192 mmHg ／舒張壓 110 mmHg）比較高耶！」

劉醫師一聽，馬上幫那酒鬼做了幾項神經學的檢查，並摸了一下他的頭，發現有個 2X2 公分的小血腫在頭皮左側。便說：「昨晚你的頭可能有撞

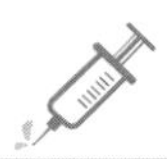

到，我們排個電腦斷層做進一步檢查好嗎？」

「不用啦！我都嘛是這樣，常常撞來撞去的，也沒怎樣啊！我要回家了啦！」酒鬼開始拉扯手上的點滴空針。

劉醫師勸了幾句，無效，只好建議請家屬來接他。

沒想到小芳卻說：「早上打過電話了，家屬說等他醒來，叫他自己坐計程車回家。」

「好吧！如果他走路穩，就給他簽 AAD（註一）。」

酒鬼下床走路，雖然還有點兒搖搖晃晃，但不會跌倒；再次規勸仍無效之後，跟他說了一些頭部外傷的注意事項，便請他簽自動出院的同意書，讓他離開。

陳若瑀見狀，便問：「老師，這樣沒問題嗎？我看他走路還在晃，好像隨時會跌倒。」

「當然有問題！可是病患人是清醒的，又堅決離開，不肯做進一步的檢查，我們沒有權利阻止他，所以只好把衛教說清楚，請他簽 AAD，以示責任釐清。」

此時，一旁上大夜班，卻還在補護理記錄而不能下班的護理師惠玉，一臉厭惡的說：「那個死酒鬼，昨天一直鬼叫鬼叫的，他這個月已經是第三次來這兒亂了！周醫師還給他補一支 B com（維生素 B 群），後來是請消防隊員幫忙抓住才打好針的。你看，我差點被他抓傷耶，最好他不要再來啦！」

「是呀，他最好是不要再來！但是萬一他等一下又被送來，就一定不是好事！」說話的同時，劉醫師看陳若瑀一臉疑惑，繼續說道：「他的頭部外傷，沒有查清楚就放他回去，我還是擔心會有問題；但是他不配合，我們也沒辦法，我們不能強制病人接受檢查和治療，只好先這樣了！」

＊＊

劉醫師回到阿公身邊，問問家屬，剛剛有沒有問出什麼新的訊息。

這時，阿公其中的一個兒子把劉醫師拉到一邊，小聲地說：「剛剛我們家外勞說，阿公昨天叫她去藥房買壯陽藥，外勞很害怕，就私下跟她朋友要了一顆降血糖藥給阿公吃啦！」

聽完這些話，劉醫師冷靜以對，但陳若瑀卻差點噗哧笑出來，趕忙咳嗽幾聲遮掩過去。劉醫師斜瞄了她一眼。

「我們還是住院觀察三天，等藥效過後再說吧！」劉醫師一方面跟家屬溝通，一方面私下悄悄地請護理師小芳去找社工介入處理，擔心可能還牽扯到蓄意謀殺的問題。

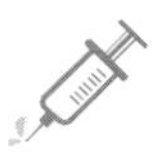

接著，劉醫師繼續帶著陳若瑀看第三位剛從電腦斷層室回來的病患。電腦影像一打開，便看到病患的大腦左側出血，且有輕微壓迫到右邊。

「玉芬，幫我 call NS（呼叫神經外科醫師），急救室第一床的阿嬤左邊 ICH（顱內出血）了；而且有 mid-line shift（顱中心線壓迫）。」劉醫師對著專科護理師說。

玉芬立刻聯絡神經外科醫師。劉醫師召集該病患的家屬進急救室，解釋目前不樂觀的狀況，並說明最好是先插呼吸內管以保護呼吸道，因為昏迷指數只有 7 分。只見家屬們一臉焦急與憂傷，卻遲遲無法決定要不要先接受插管。

不到五分鐘，神經外科的醫師就來到了急診室。在看了電腦斷層片後，便建議要立即開刀……

劉醫師將病患交給神經外科後，便帶著陳若瑀走出急救室。接了兩個腹痛的新病人後，帶著出爐的抽血報告，逐一去各病床跟昨晚留下來的病患解釋，並診查他們的症狀是否有改善。當走到一位失眠病患床前時，劉醫師發現她雙眼半開，皺著眉頭……

「吳曉梅，有睡飽了吧？」劉醫師關心地問。

剛剛夜班周醫師跟他交班時，才沒好氣地說：「第 6 床是吳曉梅，你知道的，昨晚來又說肚子不舒服，睡不著，小夜班打了一支止痛針；11 點時，我又給她打了一針鎮靜劑，睡到現在還沒醒來！」

劉醫師知道這病人幾乎每隔兩天就會來急診，每次都是說睡不著，來這裡打針睡覺的；但這兩個月來，會加上「肚子痛，然後睡不著」的症狀，急診醫師們懷疑她可能是開始喝酒了。但之前幾次就醫時，都有抽血、照 X 光、超音波，甚至有一次還做了腹部的電腦斷層；除了其中兩次真的有驗出酒精濃度 80 幾之外，其他大致上都沒有嚴重的問題；請社工來關心兩次了，也無效！所以，後來就不囉嗦了，既然勸不動，又不能禁止她掛號，便都直接打一支止痛針、一支鎮靜劑，讓她睡到第二天早上才回家。

「我肚子還是不舒服。」吳曉梅虛弱地低聲回答。

劉醫師看她的表情似乎不假，雖然以前她每天晚上來說「肚子痛」時的表情也都很到位，但從來沒有躺到第二天時，還能保持這副難過的表情。於是上前問：「哪裡痛？」同時，右手摸下去觸診。

這才一摸，吳曉梅便痛呼一聲！劉醫師發現她的肚子有點硬，便再摸摸其他部位做確認。沒想到，隨著手到之處，吳曉梅都痛得哀號，甚至上腹部還有一點兒反彈痛。

劉醫師皺著眉說：「嗯，你這可能有腹膜炎了。我要排個電腦斷層看一下。」

吳曉梅「啊！？」了一聲，說：「又要做電腦斷層喔？

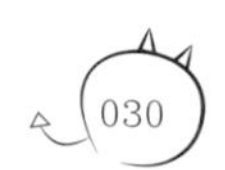

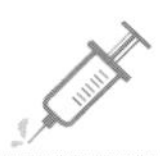

上個月做過說沒事呀！」

「病情可能有變化了！」劉醫師交代玉芬立刻排個腹部電腦斷層，並帶著陳若瑀當場練習一遍標準的病患腹部理學檢查步驟。

＊＊

才剛教學完畢，就聽到救護車的蜂鳴器響起，一輛救護車載了一位七十五歲的昏迷老杯杯進來，劉醫師趕緊過去，陳若瑀緊跟在後。

「我……我不認識他，他是來我家借廁所的，誰知道，就……就突然昏倒了！」說話的人，是打 119 電話報案，畫著濃妝的中年大嬸，只見她一臉害怕驚慌，說話支支吾吾的，顯然是嚇到了！

劉醫師上前診視病人，昏迷指數 12 分，瞳孔等大，光反射卻不是太明顯；血壓 130 over 72，心跳 58……劉醫師一連串指令下出來，護理師忙著接上監視器、氧氣鼻管，打上點滴、抽血；血氧濃度有 93%，血糖 138。當十二導程心電圖剛做完，劉醫師瞄了一眼，「啊！ AMI（急性心肌梗塞）！」立刻又下了一些急救用藥的指令，及加做一張右側及背側的心電圖，並要玉芬聯絡心臟科醫師，準備做心導管。

此時，之前那位腦出血的阿嬤正被推去開刀房；先前非急救區兩位頭暈的病患也覺得好多了，想回家⋯⋯劉醫師迅速走過去再診視一遍，確定真的沒問題，才開了一些藥讓兩位病患回家。

就在劉醫師忙完一般區的病患，要走進急救室看那位老杯杯時，一位發燒病患的媽媽走過來問：「醫生，我兒子還有點兒鼻塞，可不可以多開一些藥給他啊？」

「好啊！我幫他加藥。」

「然後，我還要兩份診斷⋯⋯」這位媽媽的話還沒說完，劉醫師剛好轉身看到昏迷老杯杯的心電圖監視器上的波形改變了，大聲叫著：「VF（註二），先電！」一邊叫著一邊衝進去，拿起電擊器，小芳則跟著跑過去，迅速把電量轉到最大焦耳數。

很幸運的，電擊一次過後，心跳恢復正常。劉醫師又下了一些用藥指示，同時問道：「怎麼心臟科醫師還沒到？」

「值班的趙醫師在看門診。我已經 call 第二線的李醫師來看了。」玉芬話剛說完，心臟科李醫師就出現了。

李醫師問了病情，又看了看心電圖之後問：「家屬到了嗎？」

「我⋯⋯我跟他沒關係喔！」那位濃妝的中年大嬸，連忙搖頭又搖手地說。

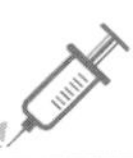

這時，進來了兩位警察，原來是剛剛里長看到救護車在他的管轄區出現，基於責任和警覺性，所以報警處理了。

劉醫師一邊要掛號室的同仁趕緊確認老杯杯的身分，聯絡家屬；一邊問那位中年大嬸事情的發生經過，想知道老杯杯剛剛有沒有說哪裡不舒服。只見她依舊支支吾吾，纏夾不清地說著：「他……他就說要借廁所啊，我怎麼曉得……阿他又突然說很喘～～我根本不知道他到底是怎樣……然後，他就兩眼上吊了……啊！」斷斷續續地說著，甚至快要哭出來了。

就在這同時，家屬出現！來了兩位兒子和一位媳婦，經李醫師解釋之後，立刻簽了同意書，將老杯杯送至心導管室。

（註一）AAD：against advise discharge 自動出院。

（註二）VF：ventricular fibrillation，心室震顫，一種致死性心律不整。

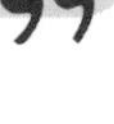

◆ **時間** **08:31 ～ 08:45 a.m.**

中年濃妝大嬸走到劉醫師身邊，悄悄地問：「醫生，這樣子我會有罪嗎？」淚花已經在眼眶中打轉，「他應該不是我害的啊！」

劉醫師從剛剛警察先生詢問的內容大概猜出來了，這位大嬸是紅燈戶的老鴇，老杯杯可能一早就去她那兒「聊聊天」，結果太興奮了，就中了近百年來社會上最邪惡的「馬上風」！

劉醫師嘆了一口氣說：「他是心肌梗塞，現在先急救治療，其他的事情，警察那邊會處理。」

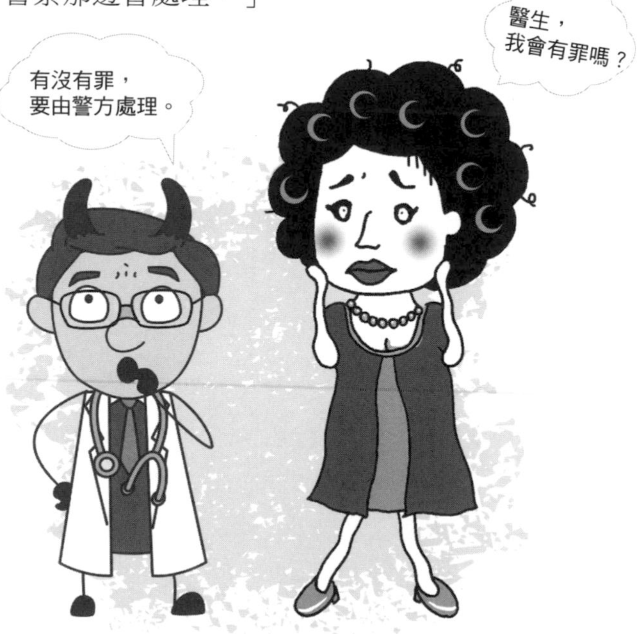

急救室裡面兩位護理師才剛送腦出血的阿嬤到開刀房，現在又忙著準備將這位心肌梗塞的阿公送導管室。

非急救區的護理師淑琴走過

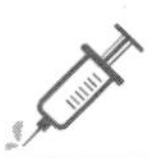

來說：「劉醫師，吳曉梅做完電腦斷層回來了，說她肚子又很痛，要打止痛針；還問說可不可以再打一針給她睡覺？」

「跟她說等一下，我先看電腦斷層。」

劉醫師帶著陳若瑀到電腦旁，打開影像檔一看，心中立刻有了答案。他對陳若瑀說：「妳先自己看一下 CT（註三），等一下跟我講妳看到什麼。」然後就走過去跟護理師淑琴說：「連絡她的家屬，pre OP（準備開刀）。」再走到第六床跟吳曉梅解釋她的診斷。

吳曉梅驚訝地叫起來，「啊！難怪我這麼痛！以前都沒這樣不舒服過。可是……開刀會不會死？」

「開刀的風險，等一下外科醫師會來跟妳解釋，記得，暫時還是不能吃不能喝，我們等妳家屬來了，再一起解釋和討論。」劉醫師頓了一下，繼續說：「還有，以後不能再喝酒了！這跟妳最近天天喝酒的關係也很大。」

吳曉梅臉一紅，不好意思地說：「但我現在肚子好痛，可以先打止痛的嗎？」

「嗯！」劉醫師點點頭。

「睡覺針也打一支好嗎？」

「不准！」

＊＊

在又診視了隔壁兩床剛剛腹痛的病人，確認只是單純的腸胃炎，解釋一番後，劉醫師走回護理站。

他對著電腦畫面上的影像要陳若瑀回答。

「老師，我好像有看到一些水……還有，膽囊的形狀也怪怪的……然後……嗯……胃好像比較脹……嗯，就這些。」陳若瑀說完，一臉羞赧地低下頭，知道自己應該沒有答出重點。

劉醫師指著畫面上一些黑影問：「這是什麼？」

陳若瑀靠近看了一下回答：「嗯……應該是一些脹氣？」

「妳覺得這些空氣有在腸子裡面嗎？」劉醫師再問。

「啊～～這是 free air（自由漏出的空氣）？」陳若瑀恍然大悟，然後一臉欣然地說：「所以是 PPU（胃穿孔）？」。

劉醫師點點頭說：「這是 free air 沒錯！妳看，」他指著電腦畫面，「這就是所謂的 double lumen sign（雙重管腔徵兆）(註四)，看到這個，我們會稱作 hollow organ perforation（中空器官穿孔）。至於是哪裡破掉？有時候在電腦斷層上可以看出蛛絲馬跡；有時候 seal off 掉（器官的肌肉和黏膜又把穿孔處遮蓋住），就要開進去找才知道。」他轉頭看了陳若瑀一眼，又說：「剛才要妳摸她的肚子，現在知道那種感覺了

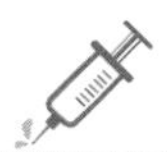

吧？」

陳若瑀突然一陣欣喜，之前書上念過的東西，就這麼活生生印證在自己的手上和眼中，感覺自己好像突然之間長大了不少。

正在自我陶醉時，突然聽到有位護理師尖聲驚叫道：「seizure attack（癲癇發作）！」陳若瑀跟著劉醫師衝出去，只見檢傷站的護理師小婷推著一張床進來，床上一位男子兩眼上吊，雙手抽動、口吐白沫，看起來竟然有點兒面熟！？

小婷剛把病人推進急救室，小芳立即接手。「咦？這不是剛剛那個酒鬼嗎？」小婷和小芳趕忙上前，一個給予口咽抽吸，並接上氧氣面罩；另一個找血管，打上點滴。劉醫師迅速做了身體檢查，下了一些藥物指令，然後就要玉芬去安排腦部電腦斷層。

陳若瑀等病人治療一個段落穩定下來後，這才問：「老師，這會是腦出血嗎？」

「有可能是 SAH（蜘蛛膜下出血）或 SDH（硬膜下出血），因為他昨晚喝完酒應該有撞到。另外，也不能排除是酒精性腦病變的後遺症，或是 Alcohol withdrawl syndrome（酒精戒斷症候群）。」劉醫師說著說著，忽然轉頭看了她一眼問：「這幾個 term（專有名詞）有念過吧？」

「應該是有……」陳若瑀臉色微紅，小聲的回答，語氣透露著不確定。

「回去要念書，把白天看過的 case 再念一遍，記憶才會更深刻。」劉醫師提醒著。

不久之後，一般外科醫師來會診，決定等一下就幫吳曉梅開刀；酒鬼也在做完腦部電腦斷層後，醒過來了。他居然問：「我怎麼又回到醫院啦？我明明要回家的啊……」電腦斷層看起來沒有出血，也沒有腫塊跡象，後來會診神經內科，當作酒精戒斷症候群收住院了。

在這段時間裡，又陸續有三個人來掛號：一個是蕁麻疹，全身癢到快抓狂的年輕女性；一位是發燒的年輕男性，懷疑 A 型流感；另一位是胸悶的老婆婆，先安排做心電圖。

（註三）CT：computed tomography，即電腦斷層。

（註四）有些 double lumen sign 可以從平面 X 光看出來；但若直接做電腦斷層，可以更精準的判定是腸道外的氣體。

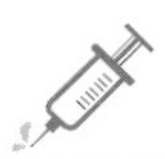

◆ **時間　08:46 ～ 09:00 a.m.**

劉醫師帶著陳若瑀又去診視這三位新來的病人，藉由病人的症狀、檢查、用藥和診斷，教她如何去診治病人。其中，那位蕁麻疹的小姐，打完針後就呼呼大睡；胸悶的老婆婆，心電圖看起來還好，所以給予抽血和照 X 光檢查，繼續探查是否有其他問題；至於更早前的腹痛和發燒病患，則在分別診治之後，都心滿意足地回家了。

但其中有一位腹痛的病患，抽血檢查和 X 光都是正常，仍堅持肚子還在痛。劉醫師幫他掃了超音波，結果肝、膽、腎臟和主動脈看起來也都還好，可是病患的上腹仍持續感到痛，劉醫師便請玉芬幫他排個胃鏡檢查。

至於發燒的年輕男子，確定是 A 型流感。在劉醫師跟他解釋一些衛教概念的時候，男子問：「醫生，我家還有兩個小朋友，為了不要傳染給他們，我可不可以住院啊？」

「流感只要戴口罩，勤洗手，其實是很好防範的。基本上，除非是流感重症，否則吃藥休息就可以了。」看了病人懇求的表情一眼，劉醫師繼續說道：「不然，我等抽血報告以及 X 光看看，如果真有需要，再來辦住院吧！」

「那……我有保險，可不可以至少讓我躺六個小時啊？」

男子又問。

劉醫師瞄了他一眼，淡淡的說：「我們看症狀處理再說吧！」

＊＊

帶陳若瑀回到護理站，時間差不多九點。劉醫師說：「有些醫師會很好心的讓病人躺六小時以領取保險金，但我們還是要看急診的負荷量。如果真的病人多，忙不過來時，該回家的還是要先趕回家，才有空間容納後續的病人。」接著又大略說了一些急診常見的怪異現象，再處理了幾份病歷之後，劉醫師突然問一句：「聽說妳的履歷表上寫……以後想走急診，是嗎？」

陳若瑀想了一下，回答說：「本來是啦，可是，才短短一個小時，要看這麼多病人，又要找出答案，還要解釋衛教……如果急診上班都是這樣，我覺得好恐怖喔，壓力好大！」吞了一下口水，囁嚅著又說：「我……我可能會再考慮考慮。」

聽了陳若瑀的回答，劉醫師心想：「現在的學生不一樣了！以前我們年輕時，每 run 到某一科，為了避免主治醫師不把自己當作自己人來教，都會假裝說：『我以後想走這一科！』不像現在的年輕人，比較勇於說出自己心中的想法。

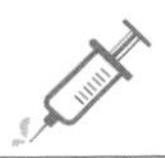

但是，當年的假裝拍馬屁，其實反而換來『非常紮實的教學』，所以即使在下班後，筋疲力盡、全身痠痛，但回到宿舍，仍是會拚命念書，甚至到圖書館借書找資料，以求隔日更好的表現。」

劉醫師微微一笑，說道：「妳不覺得這樣其實很有挑戰性？」

「對啊！如果可以找出正確的答案，又立刻解決的話，的確是很有成就感。可是，萬一失手的話……我覺得風險太大了，當醫師不應該讓自己天天陷入醫療糾紛的風險裡。」陳若瑀清楚地表達想法。

劉醫師點點頭，他知道時代不同了，觀念已經有所改變。他自己這一代，就常常被以前的老師們嫌說「吃的苦還不夠」；如今面對更新的一代醫學生，許多行醫的觀念又有了大轉變。他緩緩地說：「剛剛我們這一小時，看了幾個有趣的 case，現在給妳一小時到旁邊看書查資料，先把剛剛的幾個 case 消化一下，十點鐘再過來找我報到吧！」

陳若瑀如釋重負，謝過劉醫師後，回到辦公室，打開 i-PAD，一邊上網查資料，一邊心想：「我以後絕對不要走急診科！」接著，點出 i-PAD 上的記事本，繼「心臟內科」和「整形外科」之後，在「急診科」這三個字上面也畫了一個叉……

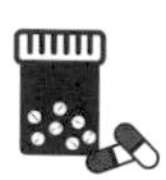（Ⅱ）月黑風高，神鬼過招

◆ 前言

話說最近有些人沒按照閻王生死簿上的壽辰去閻王殿報到，惹得閻王既生氣又訝異，不禁怒道：「你們這些小鬼是怎麼辦事的？為什麼這兩年來，斷斷續續有十幾個人該報到卻沒報到？」

一旁的師爺惶恐地說：「報告大王，陽間最近發明了好多武器，我們小鬼的法術有時候破解不了，所以無法把人帶下來；這個月派去的張三、李四、王二和麻子，都受傷回來的哪！」

閻王一聽，大為震怒，吼道：「還會搞到受傷！？怎麼可能？」轉頭對著傳令說：「傳張三來。」

不一會兒，就見到張三滿臉瘀青破皮，而且披頭散髮，頭髮多處都被燒焦了……他一臉痛苦地拐著走進來。

「張三，你怎麼弄成這副德性？」閻王皺著眉。

張三跪下來哭道：「啟稟大王，卑職昨天奉命去抓陽壽應盡的四十五歲男子王大同，卑職略施一術，讓他在跑馬拉松的時候剛好心肌梗塞發作……」

閻王讚許地說：「那很好啊！他在跑步，心肌梗塞發作，

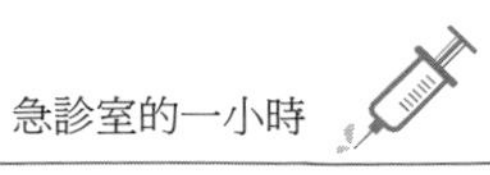

然後併發心律不整而死，沒有人會懷疑有問題！」

「卑職見他倒地後，正準備上前拘拿他的魂魄，誰知，突然聽到有人喊一聲：『建議電擊。』剎那間，卑職全身感到一陣劇痛，被 360 焦耳的直流電從頭上擊入，痛到只好把手一放，於是王大同的魂魄又回到他身上，他居然當場就醒過來了！」張三說著說著，忍不住又大哭了起來。倒不是因為任務沒達成，而是因為他的髮型上個月才燙地美美的，沒想到現在整個燒焦變形，還冒著煙。

閻王一聽，驚駭不得了，問道：「那是甚麼武器，這麼厲害？」

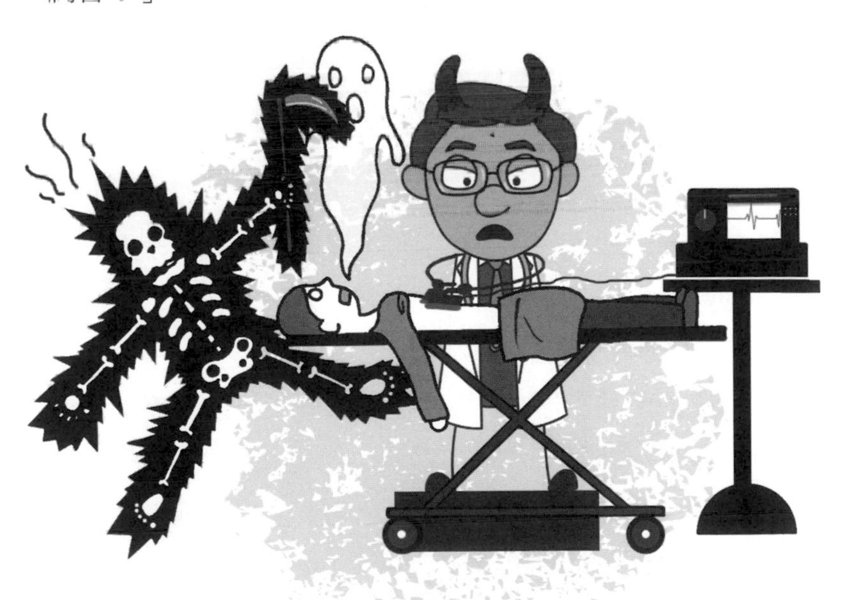

「報告大王，那是陽間現在流行的電擊器；除非咱們請閃電娘娘來幫忙，否則，無法與抗呀！」師爺稟告。

「總不能每次要抓個人，都去跟閃電娘娘借法器吧？」閻王看到張三的慘狀，揮手說，「好啦好啦，你趕快下去療傷，放你一個月的公傷假。」

＊＊

張三退下，閻王傳喚李四進殿。

只見李四全身一塊一塊的圓形瘀青，也是一拐一拐地走進來；兩眼黑似大熊貓，雙唇腫如烤香腸，一副被人狠狠海K過的樣子。

「李四，是……是誰把你打成這樣的？」閻王見狀，驚訝地問。

李四用右手扶著下巴，跪了下來，用像是嘴裡含著滷蛋似的含糊聲音泣訴……「啟稟大王，卑職三天前奉命去抓陽壽應盡的八十八歲女子柳招弟。卑職見她陽壽將盡，因此略施小術，讓她泌尿道感染併敗血症……」

閻王連忙說：「老年女性，泌尿道感染併敗血症，這樣的死因，非常合理呀！」

「是呀，大王。卑職見她氣息已盡，便撲上她身，準備抓其魂魄，誰知，突然聽到有人喊：『PEA了！來，CPR，

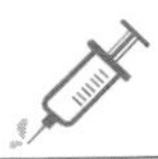

on thumper（註一）！』卑職不察，突然被人一陣拳打腳踢，根本什麼都來不及看到，也不知道發生什麼事，就被打成這樣了。只好放開雙手，任柳招弟的魂魄被那些醫護人員帶回去。」李四回憶起來仍心有餘悸。

聽完小鬼的報告，閻王大驚：「到底陽間又有什麼武器可以如此欺負我的小鬼？」

「稟告大王，這是陽間近幾十年來流行的『高級心臟救命術』，據說救命的方式，每隔五年會精進一層，目前已經進展到『立即且高級的心臟救命術』了；而且現在還有機器幫忙擊打亡者的胸部，有時候被他們打過之後，亡者就返陽了！但如果我們動作快一步，還是有機會搶先把人帶下來的。」師爺解釋著。

閻王聽了非常生氣！「豈有此理！我要拿的人，居然被凡人擋下！？」

「大王，陽間凡人的科技不斷地在進步，據說是有仙界在暗助他們。」師爺補充說著。

閻王打開生死簿，看了一眼後說道：「不行，今天簿子上顯示出兩個名字，我們不能再任由凡人來阻擋我們。」

這時，跪在地上的李四小心翼翼地問：「大王，那……我也可以放一個月的公傷假嗎？」

閻王瞪了他一眼，大手一揮地說：「好啦好啦，下去吧！

對了，叫王二和麻子不必進殿回報了，今晚子時，本王要親自去拿人！」

師爺聽閻王這麼一說，趕忙勸阻說：「大王，您在子時去，恐怕不容易如願哪。」

閻王獰笑道：「本王要三更收魂，誰敢留人到五更？」

師爺解釋道：「不是呀，現在陽間已經不流行子時什麼的了，他們是用西洋人的午夜十二點來切換的。」

「嗯……」閻王沉聲道：「既然如此，好，本王今晚十一點就去急診室要人！」

語畢，站起來轉了一圈，變成一位休閒服打扮的中年男子。隨即右手一揮，化作一陣輕煙消失了。

(註一) PEA：pulseless electric activity，直譯為「無脈搏的電活性」意即有心電活性，但是心臟是停止沒有跳動的。

CPR：cardiac pulmonary resuscitation，即心肺復甦術。

Thumper：是機械式心臟按摩器，用來替代人力的胸外按壓機器。

On thumper：即表示使用機械式心臟按摩器。

◆ 11:00 ～ 11:15 p.m.

鄉下小鎮裡，歡樂大醫院的小小急救室裡面，目前有四床病患：

一位是三十二歲男子，不小心從三樓跌下來，造成肝臟撕裂傷和右小腿骨折，準備要去開刀；

一位是七十一歲男子，長期抽菸，肺氣腫發作併呼吸衰竭，醫師正在插管急救中；

還有兩位剛推進來的病患，一位是四十八歲男子，一小時前被三隻虎頭蜂螫到，全身紅腫，正在喘；

另外一位是五十五歲女性，胸痛，血壓飆到 220/126，正在大聲哭叫，說胸痛如同刀割。

閻王瞄了一眼，看到他今晚的兩個目標人選，一個正在被插管，另一個剛剛被推進去。

他才一靠過去，立刻有位護理師對他說：「先生，你在外面等一下，我們先急救病人。」

變身為中年男子的閻王開口說道：「我想請問那位被虎頭蜂螫到的人，有沒有生命危險？」

護理師回答：「他可能有過敏性休克，我們先處理，等一下醫師會跟你解釋。」

閻王退後幾步，兩位急診醫師在裡面急救，一位是內科的張醫師，不到三十歲就升任主治醫師；另一位是外科的劉醫師，已經是十幾年的資深主治醫師了。兩人一連串的口頭指令下出來，幾位護理師忙著打上點滴，加藥，接上監視器，量測血壓、呼吸、心跳和血氧濃度，最後一位則正在打電話和開刀房交班。

醫護人員每處理完病人，就立刻坐到電腦前輸入病歷。不一會兒，一位護理師和一位輸送人員推著那位從高處墜落而內出血的病人出來，一邊喊：「對不起，讓一下……」一邊迅速地把病人推出去，搭專用電梯往開刀房去。

◆ 11:16 ～ 11:30 p.m.

閻王看那位肺氣腫的老杯杯被插上氣管內管，接上呼吸機器後，血氧濃度竟然回到 99%。他心裡一驚，暗忖，「難道這也是他們的新武器！？」於是，右手中指一彈，現場所有人突然都大叫：「啊～～地震！」

閻王製造了一個六級地震，剎那間，電源中斷，大燈全熄……

閻王得意暗忖：「我看你們這武器沒有了電，還能有什麼皮跳！？」

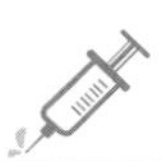

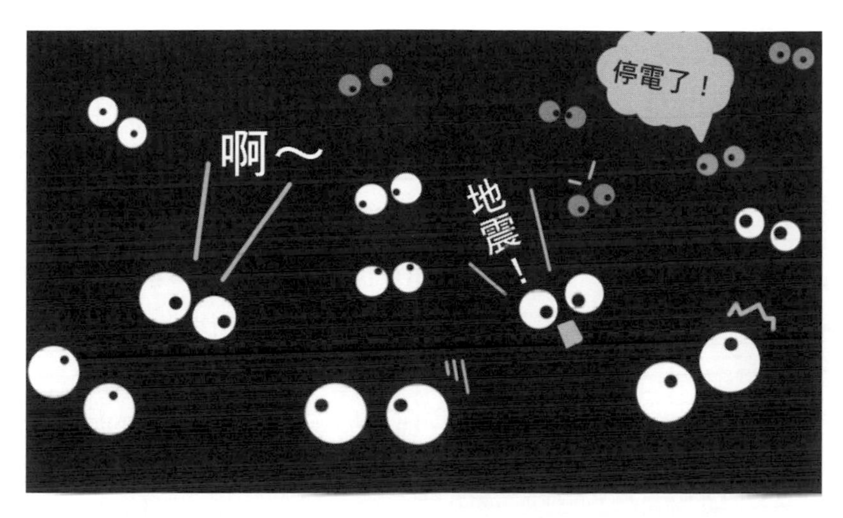

豈知，在眾人驚聲尖叫中，所有的機器居然繼續運作著……

兩秒鐘的地震結束了，大燈全部恢復光明，閻王卻還張大了嘴愣在原地！原來，醫院都有緊急斷電安全系統，備用電源會自動跳出來接手，所以機器完全沒有受影響！而且地震一結束，主電源也立即恢復，一切都像沒事般地繼續進行；反倒是現場所有的人都被地震嚇一大跳，有個家屬還嚇得哭了出來。

此時那位胸痛一直哭叫的女病人，剛打完止痛針、抽血、打點滴後，準備要去做電腦斷層；蜂螫過敏性休克的病人，在打完幾支針後，喘的症狀已經改善，只剩全身紅腫還沒完全消退……

張醫師走出急救室，看到閻王，便問：「請問你是陳大強先生的……」

「喔，我不認識他。」閻王回答。

「咦？剛剛我們護理師說你在問他的病情呀！」

「喔～～因為我以前也被虎頭蜂叮過，所以忍不住問了一下……」這時閻王心想：「我只是聲東擊西，怕你們有什麼奇怪的武器突然跳出來對付我。」閻王頓了一下繼續說：「對不起，其實……我是想問許阿妹的病情。」

「嗯～～我們懷疑她是主動脈剝離，這很危險，等一下先做電腦斷層確認。如果確定是的話，可能要馬上開刀哦！但這病本身很嚴重，請你聯絡其他家屬一起來。」張醫師解釋著。

「是，謝謝大夫，請您多費心了。」閻王表面點頭道謝，心中卻想著：「你不用忙了，我等一下就要把她帶走。」

此時無線電廣播器傳來：「轉送打架受傷患者三名，請貴院準備。」

正在忙進忙出的醫護人員不禁發出一陣哀號～～小婷忍不住抱怨：「吼～～是嫌我們不夠忙是嗎？」

閻王知道這種時間，就是有一些年輕人會喝酒鬧事。他冷冷的一笑，心想：「我又有機會了！一個一個來，先做掉

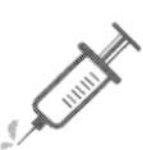

肺氣腫的上官天佑，再帶走主動脈剝離的許阿妹。」今天生死簿上顯示的，就是這兩個人的名字和死因。

急診張醫師如果知道閻王的身分，電腦斷層根本不用做，直接問閻王就知道診斷了！只見閻王輕吹一口氣，突然，急救室裡的呼吸器警報聲響了起來……

◆ 11:31 ～ 11:45 p.m.

聽到警報聲響，閻王愣了一下！「我只不過施個法術，他們的武器馬上就偵測到了？這麼先進！？」

坐在電腦前正在打病歷的張醫師轉頭看去，看到呼吸器的螢幕顯示「進氣壓過高」，氧氣打不進去。於是，趕緊走過去，架起聽診器去聽上官天佑的呼吸音，再進行觸診，然後回頭說：「可能 pneumothorax 了，叫 portable 來。（可能氣胸了，找放射科的移動式 X 光機來照 X 光。）」

看了一下呼吸器，進氣體積和進氣壓的設定值是正確的，並沒有過大；護理師雅慧上前先幫病人抽吸痰液，並給予呼吸型支氣管擴張劑，小婷則打電話聯絡放射科技師。

不久，隨著救護車「喔咿喔伊——」聲，推進來三床傷患，每個人都鼻青臉腫，滿身是血，一副狼狽樣。

急診外科的劉醫師花了幾分鐘，很快地診視三個傷患後說：「這一個留在急救室，上 line（點滴），接 monitor（監視器），等一下照 X 光；另外兩個推到小 OR（手術室），先縫傷口止血……」因為急救室空間沒那麼大，所以比較不緊急的傷患，便先推到小手術室等候處理。

許阿妹做完電腦斷層，推她回急救室的護理師若瑄一邊推床進來，一邊喊著：「張醫師，放射科李醫師剛剛有幫我們看片子了，他說是 aortic dissection，type A（註一）沒錯。」。

此時張醫師正站在上官天佑的右側，準備要插一根胸管，因為剛剛 X 光顯示確實是右邊氣胸。對肺氣腫的病患而言，這種情形偶爾會發生，因為長期抽菸下來，肺泡形成許多死腔，加上纖維化硬掉了之後，稍微一過度吹氣或用力咳嗽，就可能會產生氣胸。

張醫師一邊消毒著上官天佑的右胸壁，一邊說：「玉芬，幫我聯絡 CVS，pre-OP（聯絡心臟外科，準備開刀）。」接著問小婷：「現在 BP（註二）多少？」在玉芬和小婷分別回答了之後，張醫師下了一些用藥的指令，便在上官天佑的右胸壁打局部麻藥，切開一道小傷口，要放置胸管。

突然，他想到一件事，抬頭說：「門外那個中年人是

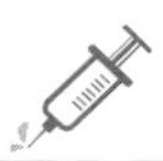

許阿妹的家屬，請他進來一下，我要先跟他解釋手術的必要性。」

＊＊

雅慧走出去把閻王找進來。

張醫師看到閻王，便解釋說：「不好意思，剛才檢查出來，確定是主動脈剝離。這情形很不樂觀，需要馬上開刀，等一下心臟外科醫師會下來親自再跟你解釋一次，會請你簽同意書，可以請你找其他家屬一起來嗎？」

只見閻王笑著說：「啊！還要開刀？不用這麼麻煩了吧！」

張醫師聽了一愣，說：「這不開刀會死的呀！」

閻王對著張醫師的右手，輕輕皺了一下眉頭，然後緩緩地說：「生死有命，富貴在天，很多事情其實都是註定好好的。」

張醫師覺得很奇怪，第一次遇到這麼鎮定的家屬，但心裡還是決定，等一下再讓心臟外科的醫師來跟家屬解釋，自己還是先插胸管減壓，來救上官天佑。

就在他用右手準備將止血鉗戳進上官天佑的右側胸腔時，竟然發現……怎麼戳都戳不進去！？這是以前從沒有發生過的事情，頓時讓張醫師感到很挫折。

張醫師在國中和高中都是成績優異、跳級晉升的，也因此，不到三十歲就已經擔任主治醫師，今年是第三年了（俗稱 V3）；在醫學生涯中，也一直是非常順利，這種放胸管的技術，從來沒有難倒過他，但此時竟然連續戳幾次都戳不進去！

就在此時，心臟外科的羅醫師走進來，一看電腦斷層片，又看病人的血壓開始偏低了，便說：「這要馬上開刀，BP 只有 110 over 66……家屬到了嗎？」

閻王還來不及回答，突然外面檢傷站的護理師大喊：「內科 OHCA（註三）。」隨即用推床送一位老先生進急救室；眼看急救室客滿沒位置了，便硬擠在許阿妹和上官天佑兩床的中間。

張醫師見狀，此時還在無菌區，便喊道：「請外科的劉醫師幫我先 CPR，我的 chest tube 還沒 on 上（我的胸管還沒插上）。」

劉醫師遠遠有聽到，跑進急救室，先給 OHCA 病患做 CPR，並下達其他急救指令。不久，thumper（機械式胸外按摩器）接上，開始機械式 CPR。

閻王看到 thumper，心中恍然大悟：「啊～～原來這就是把李四打傷的武器！」

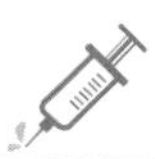

心臟外科羅醫師還在找許阿妹女士的家屬，張醫師指著閻王，大聲地說：「羅醫師，那位先生是她家屬。」

羅醫師走上前，先問他和許阿妹的關係，閻王正不知該如何回答時，突然一位異常俊美的年輕男子從他身後探出頭來，雙手抓著閻王的肩膀，開口說：「對不起，張大夫，羅大夫，我跟我表哥先私下討論一下，再跟你們說。」然後，對著張醫師的右手眨了一下眼。

閻王轉頭看到這年輕人，脫口驚呼：「啊～～表哥？」

張醫師看到這情況卻愣住了！他心想：「這家屬怎麼這麼厲害，才剛來就知道我和羅醫師的姓氏？」接著右手一推，居然順利地把止血鉗戳進胸腔，大量氣體立刻噴出，上官天佑的呼吸器偵測到正常壓力了，警報器在兩秒鐘後停止。

(註一) aortic dissection，type A：主動脈剝離，有分 AB 兩型；A 型屬於比較嚴重且致命的。

(註二) BP：blood pressure，血壓。

(註三) OHCA：Out of Hospital Cardiac Arrest，到院前心跳停止；以前是用 DOA(die on arrival)，意即到院前死亡，但現在因為 CPR 的成功率有進步，所以改為 OHCA。

◆ 11:46 ~ 12:00 p.m.

年輕男子把閻王往外拉出。兩人才剛走出急救室，閻王立刻低聲說：「二郎神，你來幹嘛？」

二郎神小聲地說：「我給你送生死簿來了。」

兩人又往外走了幾步，閻王看著二郎神手上的本子說：「這不是我的生死簿呀！」

「閻王呀，生死簿三十年前就改版了，你一直沒來天庭領取，你手上的已經過期了！你不覺得你這幾年要抓的人，有時候會抓不到嗎？」

「啊！是這樣嗎？為什麼會改版？」

二郎神說：「因為凡人的科技和學識越來越進步，加上玉帝說要把每個人的品行操守和行為舉止列入計分，只要有惠於人群的，可以延年益壽，少則一個月，多則數年；但若作奸犯科的，也會減少壽命，或增加病痛。」

閻王搖頭道：「這以前就講過了，所有的獎懲，留待下輩子去領取。」

「不，不，不，玉帝每隔百年召開天庭大會，上次就已經決定，以後凡人的獎懲，若是牽扯壽命的，在當世就給予折抵；除非罪刑太重的，才延伸到下輩子繼續受苦。」二郎神頓了一下，繼續說，「好了，我不能待太久，玉帝還有個

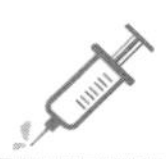

新旨令：『仙界和冥界不可以同時出現在凡間的某個場合，否則會有意外發生的。』」

「這又是什麼規矩？」閻王不解。

「我不懂，也不敢去揣測玉帝的旨令。」

閻王打開生死簿，看了一下今天的名單，赫然發現竟然沒有上官天佑的名字，只剩許阿妹和陳炳兩人。

閻王好奇地問：「為什麼上官天佑的壽命可以延長？」

二郎神說：「他年輕時雖然愛抽菸，很早就得了肺氣腫，可是他每年都有愛心捐款和捐血，根據最新算法，他可以多延兩年的壽命。」

「哎喲！我剛才還把他胸壁加厚加硬，讓那個小大夫無法給他插管子進去呢！」

「放心，我已經把你的法術解掉了，他順利放好胸管了。」

兩人一起往急救室裡看去，果然看見張醫師已經把胸管插進去，固定好，接上負壓桶後，過去幫劉醫師處理那位 OHCA 的病患。

閻王看到劉醫師正要幫陳炳插呼吸內管，聲音一沉說：「好，那我先帶走陳炳吧！」說罷，右手一張，便將陳炳的魂魄抓進手心。

此時陳炳的兩個兒子來到急診室，對院方表示，他們父親先前就曾經說過，將來萬一有什麼狀況，不要急救……

劉醫師一聽，安慰兩兄弟說：「喔，既然這樣，我們就不插管，不壓胸了。病患剛剛過世，應該沒有太大的痛苦，你們也可以放心了。」便停止一切急救，開始打病歷。

＊＊

心臟外科羅醫師走出急救室，看到閻王和二郎神，問他們：「請問你們是許阿妹的什麼人？」

二郎神本來正打算要消失離開的，被羅醫師看到，只好回答：「喔，我們是她的鄰居，她家人還沒到。」

「你們是鄰居！？」羅醫師氣極敗壞，弄了半天，還沒找到家屬，怒道：「那她的家人呢？她的情況很危急，不立刻開刀的話，會有生命危險；就算是馬上開刀，死亡率也在百分之五十以上。我必須趕快跟家屬解釋和討論啊！」

二郎神陪笑說：「好的，好的，我們馬上連絡她的家屬。」把閻王又往外拉出幾步，悄聲地說：「許阿妹因為平常酗酒，高血壓有一段時間了，也從來不就醫，所以她的家人老早都不跟她來往，她一個人住已經很久了。我看，現在這個時間，應該也沒有哪個家屬會願意來看她，如果你想收她，就趁現在吧！」

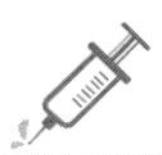

閻王聞言道：「好。」便轉頭面向急救室，同樣地，右手一張，便將許阿妹的魂魄抓進手心。

只聽到監視器的警報聲立刻大響～～小婷叫道：「啊！stand still 了（心電圖顯示『心臟停止』的用語）！」

正在打病歷的劉醫師馬上站起來，跑過去做 CPR；張醫師則開始插管。

羅醫師嘆了一口氣，說道：「看樣子來不及了，沒有家屬，只好先 CPR 了。」

玉芬掛下電話，對著三位醫師說道：「許阿妹的家人說他們沒有空過來，叫我們不要救她……」

「可是，他們沒簽拒絕急救同意書，我們該壓的還是得壓。」劉醫師繼續 CPR。

張醫師插好呼吸內管，劉醫師請小婷接上 thumper 後，機器開始規則地在胸前施壓。

「羅醫師，那我要先叫血回來輸嗎？萬一有機會 gain pulse（恢復心跳之意）的話……」張醫師拖長了尾音問，顯然還抱著一絲希望。

「她是 type A aortic dissection，BP 掉了，又 asystole（註一），除非現在開胸 CPR（註二），或是接 ECMO，否則是絕對沒機會了。」羅醫師說明狀況。

張醫師聽到這樣的結果，突然覺得好累，忍不住蹲下去休息一下。

閻王看著急救室裡面兵慌馬亂的這一幕，感到心滿意足！「好啦，今天該收的收到了，我也見識到凡人的新武器，這就可以收工啦！」

看到幾位大夜班的護理師走過來，準備要接班；而二郎神卻突然皺眉頭，一臉驚恐。閻王忍不住問：「你怎麼了？」

二郎神抬頭看著急救室裡的時鐘，叫道：「糟糕，來不及了！」

閻王正要問原因，只聽見「砰～～」的一聲巨響，所有人，包括醫護人員、病患和家屬，突然全部都變成南瓜了；所有機器也全部停擺，急診室瞬間安靜無聲，連空氣都停止了流動！

(註一) asystole：無心跳。

(註二) 開胸 CPR：是指在特殊狀況下，直接切開胸廓，徒手抓著心臟做按壓的心肺復甦術。

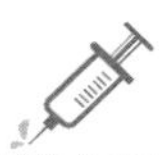

◆ 子夜

閻王見到這種場景，驚道：「這是怎麼回事？」

二郎神說：「哎呀，糟糕，這是玉帝的新旨令，他說過不准仙界和冥界在凡間的同一場合出現，否則會有意外！這下完蛋了，凡間停止運作，所有人事物全部停擺。」

「那怎麼辦？有什麼法術可以破解？」

二郎神憂心忡忡地說：「這是玉帝的法旨，我破解不了。」

這時候，突然看到張醫師在許阿妹頭部那邊站了起來，剛剛他插完氣管內管後，蹲在那兒休息。閻王和二郎神看到張醫師不但沒變成南瓜，居然還能行動，都驚訝地看著他……

「看什麼啦！我是文曲星轉世下凡的。你們倆弄亂了陽間的天理循環，把我的元神給逼了出來．這位張大夫原本也該變成南瓜的，因為我的護體才撐住。」張醫師罵完，嘆了一口氣後，續道：「閻王呀，三十年前你沒有來領取新版的生死簿，玉帝就算準有一天會出事，所以讓我下凡投胎，就是要在緊要關頭時，助你一臂之力的。」

張醫師說完，走上前去，握著閻王和二郎神的手，說道：「來吧，這道禁令的解除，必須要三個法力高強的神仙，共同施展復原術，才能成功。」

閻王和二郎神驚喜不已，幸虧玉帝還留有這一手，否則事情真是不知該如何收拾！於是三人共同念咒施術，不到一分鐘，「砰」的一聲，所有南瓜又變回人身，所有機器也瞬間恢復正常運作，空氣又開始流動。

張醫師手一放，倒退了幾步，回到許阿妹身邊又蹲回地上。

當他再度站起來時，渾然不知道剛剛那一秒鐘發生過甚麼事。此時許阿妹的心電圖依舊沒出現該有的正常波形，張醫師一方面指示急救用藥，一方面請小婷再聯絡家屬，通知他們病患正在 CPR，問他們到底來不來！？

大夜班的護理師紛紛進來急救室交班，看到「急救室滿床」的這種慘狀，大夜班的 leader 玉琪慘呼：「張醫師，你也太掃把了吧？都十二點了，還雙殺！？」

小婷趕忙安慰說：「學姊別生氣啦！我們還是會處理到結束才跟妳交班。」

在這麼多的病患中，其中陳炳要做 body care（護理師幫過世患者做身體照護），不用交班了；而許阿妹正在 CPR，看樣子機會渺茫，其實也算交好一半的班了。所以真正需要

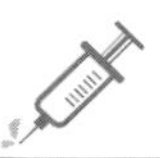

交班的，是被插了呼吸內管和胸管的上官天佑，因蜂螫而過敏性休克的病患，以及一位外傷的年輕人……

張醫師打完病歷，眼看小夜班護理師交完班，悄悄地問：「妳們等一下下班後，可以幫我買消夜和飲料嗎？我剛剛從八點接班到現在，都還沒停過……」

令全國上下震驚、臺灣鐵路史上最大的災難——普悠瑪列車出軌事件，帶你去看看醫療體系如何動員……

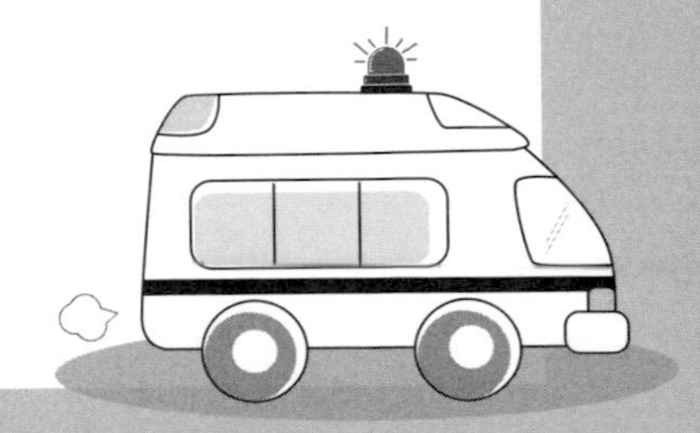

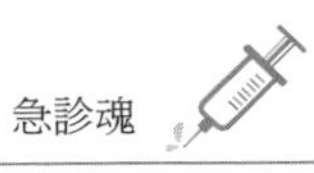

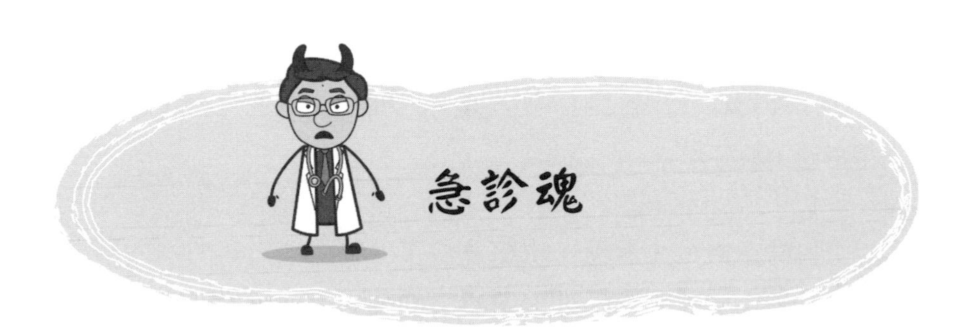

民國 107 年（2018 年）10 月 21 日星期日，發生了一件臺灣史上最大的車禍——一列從樹林開往花東的普悠瑪號，於下午四點五十分在宜蘭的新馬站翻車，造成 18 人死亡，190 人受傷的慘劇！

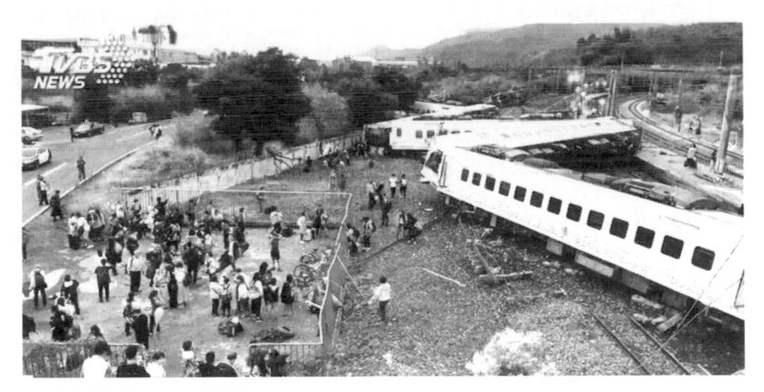

▲ 照片取自 TVBS 網路

話說當天我上夜班，所以按照平日習慣，手機關機，鬧鐘調 6:30p.m.。但是，還不到六點，我就斷斷續續聽到外面有救護車的聲音在遠方經過（我的宿舍距離鐵軌大約 250 公尺）。迷迷糊糊中聽到似乎已經有三輛救護車的聲音，我覺得奇怪，只好起來。

打開手機，先看到一位朋友傳了一則「插播新聞」的照片給我看。當時看到「火車出軌」四個字，腦筋還沒回神，沒有跟剛剛吵醒我的救護車做聯結，所以回他說：「我剛起床，等一下八點才要上班。」（我還以為他是關心我有沒有坐在火車裡。）

後來再看其他訊息，看到我們「急診 333」的族群，第一則訊息在 5:18p.m. 發出——「啟動大量傷患」，要大家到醫院幫忙，後續有幾位醫護人員回答說要出發，但沒有其他進一步消息。

再翻其他訊息，直到翻到我們自己主治醫師的族群……乖乖不得了，才發現事情大條了！好多位主治醫師在這個族群中回覆：「在前往醫院途中了！」甚至有從臺北或花蓮要趕過來的；而且院方已經開始做出調床的動作，把加護病房硬是先清出 5 張空床以待命。

於是我跟我媽說：「媽，好像出事了，聽說是火車翻覆，我等一下要提早去上班！」

「啊，那你要等我呀！我趕快炒菜。」

我媽匆忙煮飯炒菜，我則打開電視來看，果然就看到這個噩耗。連續看了幾則電視畫面，確認了這個消息，等我媽炒好兩道菜，我趕快吃飯。

我媽很忙，通常我上夜班，她還會幫我準備果汁和茶讓我帶去醫院喝。在吃飯當中，更多訊息從 line 的族群中傳來。於是我匆忙吃了一碗飯後，換了衣服，拿了果汁和茶，便出發去上班。

＊＊

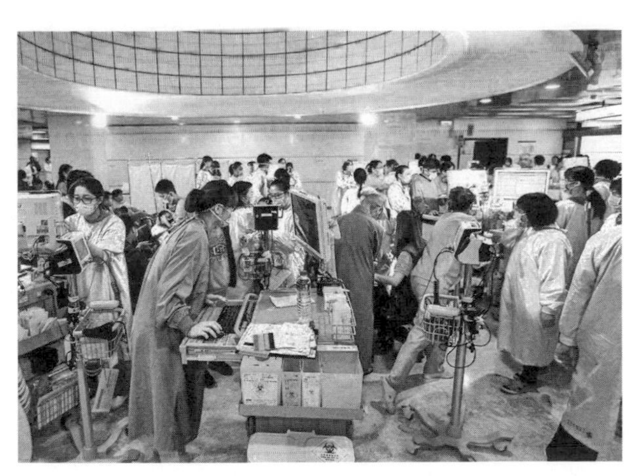

6:50p.m.，來到醫院，哇～～簡直是災難戰場！

醫院大廳擺滿了輕傷的病患，我看到幾位行政助理在現場幫忙，好多護理同仁已經在換藥，打點滴，安撫哭泣的傷患，我匆忙跟幾位認識的同事點個頭，便走進急診室去換衣服。

穿上醫師服後，先到檢傷站問誰是現場指揮官？有人回答是「王副院長」，我心想：「王副院長是老資格了，一定沒問題。」再看到急救區有我們兩位急診醫師及兩位外科醫師守著，我便到重傷區支援。

重傷區有三位外科醫師在處理，並有幾位專科護理師幫忙縫傷口。我找到空隙，先看了三個傷患；接著發現外科醫師雖然都看過病人，且做了處理，但是電腦資料還是一片空白。因此我開始就他們剛剛看過的傷患，逐一再去探視一次，並把電腦資料補齊。

現場太多傷患了，但我們醫院反應非常迅速，在一小時內就動員了三百多人（原本沒上班的醫師、護理師、行政助理、社工和檢驗師，都在看到手機訊息後趕到醫院來，加上正在當班的醫護人員），所以雖然看起來很亂，但大家仍亂中有序地產生一股無可言喻的默契，每個傷患都很快地能得到診視及處理。

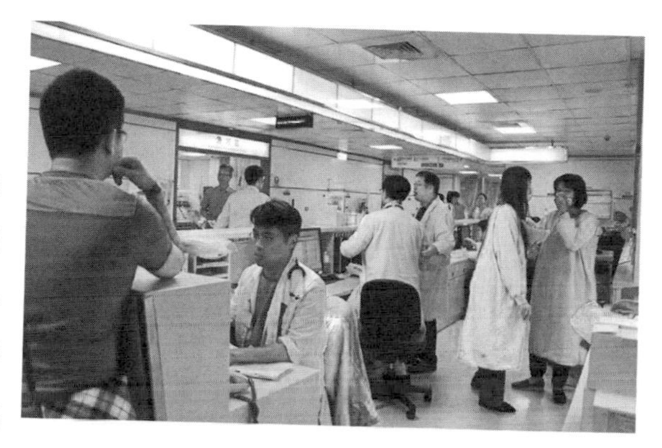

我看了 6 個病人後，發現「重複看診」的狀況太多了，於是決定跳出來，先把電腦的文書資料補齊，再把外科醫師看過的傷患重新審視一遍，並逐一為傷患解釋 X 光、電腦斷層或抽血報告。確定已經沒有緊急問題的傷患，便開始做「清病人」的動作，也就是——先放回家啦！我們急診主任也有默契，於是我們倆不約而同地開始做「清理現場」的動作。

＊＊

這些傷患原本都是要前往花東的，有些原本就住宜蘭的人就可以回家，但很多是外地人。這時候有些場景，是平常再怎麼忙的急診都看不到的：

一、以前急診只要有三到四個傷患，排第三或第四的傷患就會鬼叫鬼叫，要求趕快看到他。但今天，幾乎沒聽到傷患在抱怨或咆嘯。我想，一方面大家都知道這是重大的突發事件；另一方面，我們現場工作人員很多，四五個人處理一位傷患，應該也是讓傷患沒得抱怨的地方。

二、有好幾家民宿業者，主動來現場提供免費住宿；好多志工協助聯絡家屬，或找尋傷患；還有許多民間善心人士提供飲料和水給大家喝。我們醫院的行政助理和書記們，也不斷穿梭在醫療人員和傷患當中，幫忙聯絡、補給、調度和協調床位。

三、這種災難可說是外科的戰場，所以神經外科、骨科、胸腔外科、一般外科和心血管外科的醫師，都在現場處理傷患；但是內科系的也有好多位醫師下來幫忙。神經內科的醫師幫忙做神經學評估（因為有許多傷患是頭頸部受傷）；腸胃科的醫師幫忙把每個傷患做腹部超音波，以排除內出血的可能；腎臟科醫師幫忙打中心靜脈針；耳鼻喉科的住院醫師，則來幫忙縫頭頸部的傷口……現場沒有誰在下指令要求誰去做甚麼事，但只要一有需求，立刻有人補上去支援，讓整個處理流程忙而不亂，或是微亂中卻有序。

尤其，許多是病房的護理師，她們平常對急診的作業並不熟，但也幫忙作人員疏散、傷患處理以及口頭衛教的工作。每當我看完一個病人，說：「這個要冰敷左肩和左腳，並幫我吊上肩帶。」立刻就有不認識的護理師去執行；或是我說：「這個幫我轉到留觀區，藥單在這兒。」也馬上有沒見過面的護理師協助我，將傷患帶到另外一區，並做好交班事宜。

今天本來是我一位老同事結婚，所以我們急診一堆同事要去吃喜酒（我上夜班，所以已預請同事幫我包紅包，我人不到）。但聽說她們一到現場，才剛坐下來，看到我們護理長傳訊息在她們自己的群組中說：「有大量傷患，誰可以回醫院幫忙？」也立刻全員啟動，趕回醫院，讓婚禮現場瞬間空出三桌！（聽說連第一道菜都沒吃到；甚至有人是剛給了紅包，簽個名，便立刻離開。）

另外，我們六位專科護理師全到；剛剛上過白班，才下班一個多小時的護理師也全部回來幫忙；甚至有個在放育嬰假的護理師也趕過來；還有位護理師本來自己發燒到 40°C，正在打點滴，結果立刻站起來，幫忙其他姊妹準備別的傷患的點滴。而急診醫師中，除了當班的四位之外（當班的四位同事後來都繼續留下幫忙），我是提早一個多小時來支援；另外有兩位本來沒上班的醫師也趕過來幫忙，加上夜班的另外兩位醫師，以及還在受訓的住院醫師（他後來留到將近凌晨一點，協同我們把病歷都整理好才回家），等於急診醫師到了 10 位！

＊＊

我一邊解釋傷勢，一邊幫病患辦理出院，當處理了十幾位病患後，突然發現好像有點兒安靜了！？原來，除了一開始傷勢很重的幾位被送去開刀房之外，急救區的其他病患被劉醫師和張醫師都處理掉了（縫好傷口後，轉到加護病房）；重傷區的幾位傷患在現場處理完傷口之後，也被收治到一般病房；中傷區及輕傷區的病患，則在許主任、我和洪醫師三人清理下，逐一出院；最後留下五個傷患在留觀區，預計明天早上就可以回家，只是希望再觀察久一點。

我們醫院於 9:01 p.m.，解除大量傷患警報。

最後總結：收治了 66 位傷患，其中一位是 OHCA 傷患，沒有救回來；4 位住到加護病房；15 位住到一般病房；其他的都可以回家。鬆了一口氣後，我這才發現……我的聲音啞掉了！而且全身好痠痛！

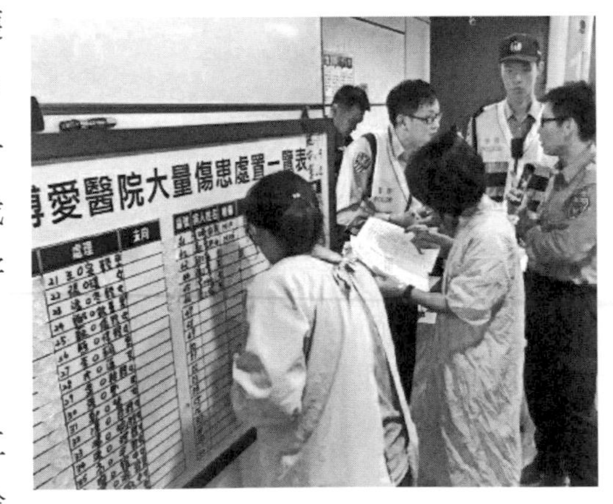

來支援的其他科同仁逐漸離開，而剩下的急診

同事則在 10:20p.m. 後，紛紛地癱坐下來。這時不知道哪個好心人送來許多飲料和麵包，我拿起一瓶水，先快速喝了 600cc，再到會議室拿了一杯椰果奶茶來喝。（這時候喝奶茶，突然覺得好好喝！）

喝到一半，我突然想到，我還沒跟白班同事交班哩！

白班的方醫師說，他把白天的內科病人，交給跟我一起上夜班的黃醫師了；在剛剛大家忙成一團時，黃醫師已經默默地把內科病人「清掉了」！

我檢視一下電腦上的名單，發現有一位常常出現的精神病患，居然在 8:15 來掛號，而且，主訴又是每天都會發生的「沒有紅疹的自覺性皮膚癢」！我笑說：「今天亂成這樣，除了這隻普嚨共皮在癢之外，那些平常三不五時就會來報到的精神病患和酒鬼，反倒沒出現了！」

護理人員急忙制止我，「別說啦，說不定等一下就來了！」（急診有時候會有「說曹操，曹操就到」的迷信。）後來一整晚，只有一個酒鬼跌倒來掛外科（而且不是常客），算是不幸中的大幸。

反倒是臺鐵員工，半夜有兩位來掛急診，跟這次事件也算是有相關，但因為不是直接傷害，所以不列入統計數字。（第二天早上，真的有兩位精神病的「常客」來掛號，還很自豪地說：「我昨晚在大門口看你們很忙，所以沒進來掛號喲！」一副來討賞的表情。挖咧～～真的很欠罵！）

後來我在臉書張貼文章，提到這種大量傷患事件，會立刻激發醫療人員的「急診魂」！大家都贊同，並紛紛表態自己的急診魂被激發；尤其急診護理人員，整個熱血沸騰，反應強烈；連幾位離職已久的老同事（在家相夫教子多年），也說看到新聞的當下，有一股衝動，很想重披戰袍，回急診跟大家並肩作戰！

這樣的事件雖然很累，可是大家反而做地很開心，因為，這才是急診的存在意義！連來支援的病房護理人員也不禁說道：「工作四年來，第一次感受到自己護理工作的重要性！」

半夜時，我和許主任討論到這種大量傷患處理，我們可不可以做的更好？因為今天雖然都處理好傷患了，可是，那是因為一次投入非常多的人力。我們是否可以再精簡一點點人力，讓現場不要這麼混亂？檢傷和掛號的搭配，有沒有甚麼可改進的地方（因為後來發現有重複掛號的現象）？ICS（註一）的概念，這次發揮的如何？大家的急診魂被激發了是很好，但這只能偶一為之呀！否則連續幾次的話，所有的人都要崩潰了！

最後，願死者安息，傷者早日康復，這樣的事件不要再發生！

（註一）通常發生這種大量傷患事件，現場指揮官要有 ICS（Incident Command System 災害現場指揮體系）的概念，而這通常是急診醫師才會去學的，因為我們要學「災難醫學」。

第二章 正經八百篇

很多人以為，生病了，去急診室掛號，只要趕快打個針或吃到藥，解除掉不舒服就好。殊不知，從你一進門開始，醫護人員就在進行觀察和診斷，許多在臉上沒表現出來的內心戲，也正不斷地上演著……

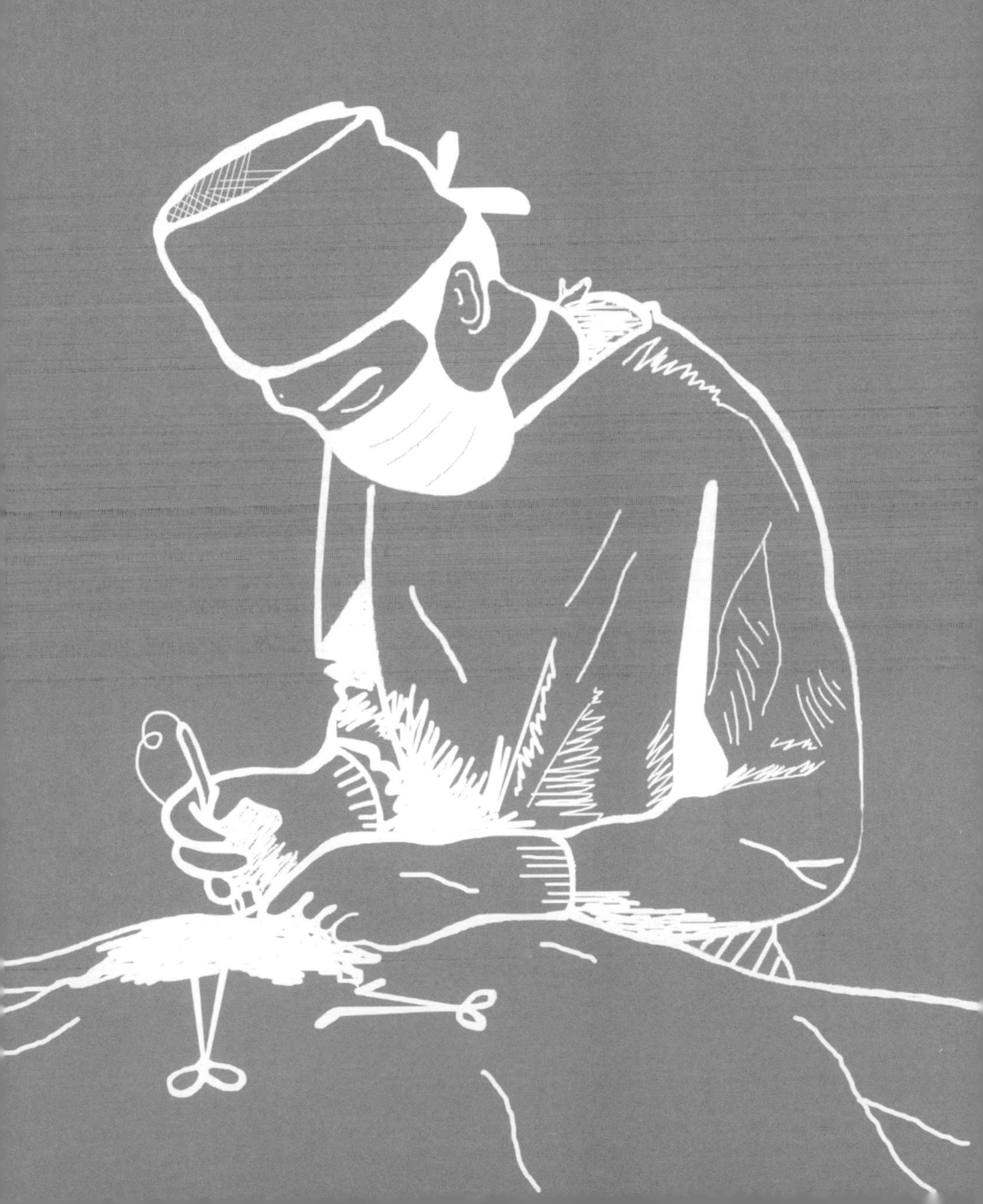

當你生病了來到急診室，從一進門，醫護人員就已經開始上下打量、觀察……一直到最後開藥前，內心早已有許多臆測、假設，爭相競演，直至把你的病情診斷出來為止。

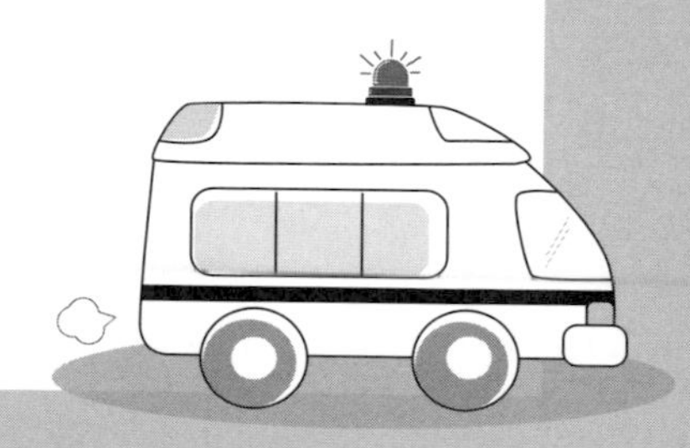

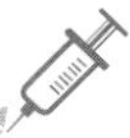

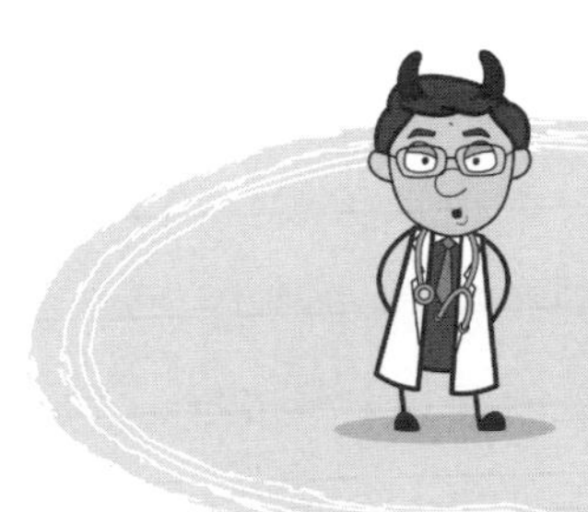

就醫三部曲

＜前言＞

在醫學養成教育中，老師曾對我們諄諄教誨：「只要主訴、病史，加上身體理學檢查，就可以診斷出 70% 以上的疾病。」

學生時代的我，當時聽了覺得很不可思議，「難道那些抽血和影像學檢查可以不做嗎？」後來在行醫的過程中，才逐漸發現——原來，這是真理。通常我們聽完病人的主訴之後，再做身體上的一些理學檢查，心裡其實都已經有了答案。

既然如此，為什麼還是要做一堆檢查，包括：抽血、X 光，甚至電腦斷層呢？

通常理由有兩個：

一、讓客戶甘願滿意：

如果醫生在聽完病人的敘述之後，只拿起聽診器在病人身上聽一聽、摸一摸，然後告訴你，「只是感冒而已！」，或是，「這沒甚麼，只是腸胃炎罷了！」然後就結束問診，直接開藥讓病人帶回去，那可就慘了！肯定會引起病人的抱怨：「這麼草率，沒有醫德，沒有同理心……」接著，立刻會把整個看病的怨氣張貼文章在臉書上，很快就會有很多人同聲出氣地按「讚」；甚至就這麼巧被轉載讓某某媒體記者看到（也有直接投書給記者或是爆料網站），於是就會出現這樣的新聞——某某人到某家醫院看病，遭醫生敷衍對待、草率問診，簡直氣炸了……由此開始衍生出一連串的社會輿論，一個不小心，還可能引起軒然大波呢！

可是，如果醫生在看完病人後，雖然知道只不過是個感冒，卻和顏悅色地說：「你的喉嚨有點發炎，我幫你驗個白血球，看看有沒有高，再順便檢查你的血糖。」哇，那病人馬上會覺得這個醫生真細心。如果等會

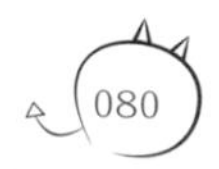

兒發現還被打了一瓶500 cc的點滴（台語說的「吊大瓶ㄟ」），更會覺得值回票價，花的掛號費有意義了！

一般來說，當車禍傷患被送到急診室來，通常我聽完傷者或家屬敘述整個車禍過程之後，會立刻幫患者做身體檢查；如果沒什麼大問題的，我就會跟傷患或家屬解釋說：「這是挫傷，但走路沒問題，所以只要做傷口消毒、包紮和冰敷就可以了，不用照X光的。」這樣一說完，肯定會引來群起撻伐！「我都撞到受傷了，不用照電光呀！？」

所以有幾次，我在照完X光後，除了根據X光片的狀況解釋給家屬和傷患了解之外，最後偶爾會再加上一句：「這X光片是照給你們看的，是為了要讓你們安心；但基本上，除非必要，X光還是少照點好，因為都是輻射線的暴露。」最後，患者和家屬都帶著滿意的表情離開醫院，即使也聽出了我話中的揶揄部分！

這種「讓客戶滿意」的醫病關係，曾讓我一位學弟在車禍「犁田」的傷患身上，從頭到腳照了22張的X光，堪稱極致！我開玩笑地說：「他就算有血癌，可能都在此放射線劑量下而治好了！」當然，萬一以後他得了甚麼奇怪的癌症，會不會也是今天種下的因子，就不得而知了。

二、擔心遇到「鬼」：

在醫療糾紛越來越多、越賠越天價的社會民情下，很多醫生開立檢查只是為了「保護自己」（所謂的「防禦性醫療」）。因為在所有頭暈的病人中，就是有那極少數的人是真的腦幹中風；腹痛的病人，總會有一些最後被診斷為急性心肌梗塞；更不用說已經有很多次案例，腰痠背痛好幾天的人，最後發現是硬脊髓上膿瘍或甚至是主動脈剝離……這些就是我們所謂的「鬼」。

為什麼會被稱為「鬼」？就是因為他們的症狀跟一般常見的疾病是一樣的，通常要直到幾個小時或是幾天之後，才逐漸會出現特定疾病的典型症狀，也才能診斷得出來。

可是，病人和家屬通常不會同意醫生說的「這在早期不容易診斷」，或是「這症狀不典型，所以很容易miss掉」……的說法，只要你延誤診斷，就準備上法院接受法官和家屬的疲勞轟炸。因為醫生就是被認定要診斷出病患的疾病，不容許有失誤，一旦失誤，就要拿出「誠意」來解決。

所以常常會發現：有些老人家肚子痛來醫院，竟然要做心電圖？頭暈的病人經過治療後，超過2小時還在暈的話，大概就會安排做腦部電腦斷層；車禍的傷患，只要你說得出哪裡痛，那個部位就會獲得 X 光一枚！然後醫護人員會在記錄上寫著「因為〇〇〇原因，所以安排 XXX 檢查，但目前的報告是正常！」要強調「目前檢查結果是正常」，也就是說，萬一後來變成心肌梗塞還是缺血性腸炎，那就是你衰，不是我沒注意到喔！

另外，因為遇到過鬼，同時醫生為了讓自己也安心，所以一些不被健保署許可給付的檢查還是要做。在當今的社會風氣下，大家亂槍打鳥，打中了，就可以拿來報告，喜孜孜地說：「看吧！我診斷出一個很難的 case。」；打不中的，就等著健保核刪，乖乖寫申覆，然後心裡暗自咒罵健保署亂砍亂刪。

回歸到當年老師的教誨，只靠病人的主訴、病史和身體學檢查，我們的確可以診斷大多數的疾病；可是，還是要做一些檢查，因為：第一，我們希望診斷率能達到百分之百（這是官方說法，實際上根本是 mission impossible）；第二，說穿了，就是為了讓醫護人員、病人以及家屬都放心罷了。問題是，做了這麼多檢查，你，真的放心了嗎？

第一部：主訴篇

當我們身上有病痛到醫院去看病時，通常前幾句話所講述的，就是主要的不舒服，也就是醫療界所說的「主訴」。在一般急診常聽到的主訴，不外乎是「我肚子痛，拉肚子好幾次」、「我頭好暈，一直想吐」、「我胸口悶，呼吸不順，有點兒喘」，或是「我好像發燒了，一直很冷，而且全身痠痛」；到了晚上，就比較會出現「我皮膚好癢，有起疹子」、「我睡不著，又失眠了」、「我一直咳嗽，咳到睡不著」……這一類的主訴。

上面說的那些算是比較常見的主訴，有些人的主訴會比較奇怪。之前我在台北榮總工作的時候，常常會有榮民老杯杯的主訴是「我吃不下飯！」在初期遇到的前幾個case，我都忍不住地說：「北杯，你要強迫自己吃啊！吃不下飯就跑來急診，太濫用急診了啦！」可是，經過幾個病人的洗禮後，發現這所謂「吃不下飯」的背後，竟然有一半是敗血症作祟，還有不少人是冠心病發作呢！

說起來，那些單身榮民老杯杯也滿可憐的，年輕時跟著國民政府來台，因為戰爭的關係，大半生涯都奉獻給國家；年老時沒有家人照顧，又一個人住，所以一旦「我頭

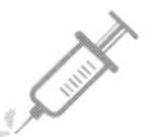

發昏，走不動路啦！」對他們而言，就會像世界末日般地恐怖，因為沒有人可以幫他買食物、遞茶水。

但如果你以為住在榮民之家的單身老榮民就比較幸運的話，那又錯了。我就遇到好幾次從榮民之家送來的老杯杯跟我抱怨說，他無法走到餐廳去吃飯，餓了兩三天才被輔導員發現，也才送到醫院來；甚至遇過幾次被送來的老杯杯，張大了嘴，一臉呆滯地躺在床上，沒有人跟我說他發生了甚麼事（找不到輔導員），沒有主訴，只能從電腦中去查過去病史，然後小心地做身體檢查，一步一步去琢磨他可能是得了什麼疾病。這過程有時候滿驚心動魄的，因為就在診察的過程中，他的血壓突然掉了，一副敗血性休克或心因性休克的狀況出現，當場挑戰我們的抗壓性。我曾問過輔導員，為什麼沒有人注意到老杯杯已經有狀況了呢？他們也是一臉無辜地說：「我們每天有好多榮民要照顧，不可能每一個都盯地緊緊的呀！」

「單身老榮民」是戰亂時代下的不幸產品；也因為他們的特殊經歷，除了他們的主訴之外，若為了拉近感情而問東問西的話，往往就會發現他們開始幫你複習八年抗戰的歷史。我記得侯文詠寫過一篇文章，他問了一個老杯杯

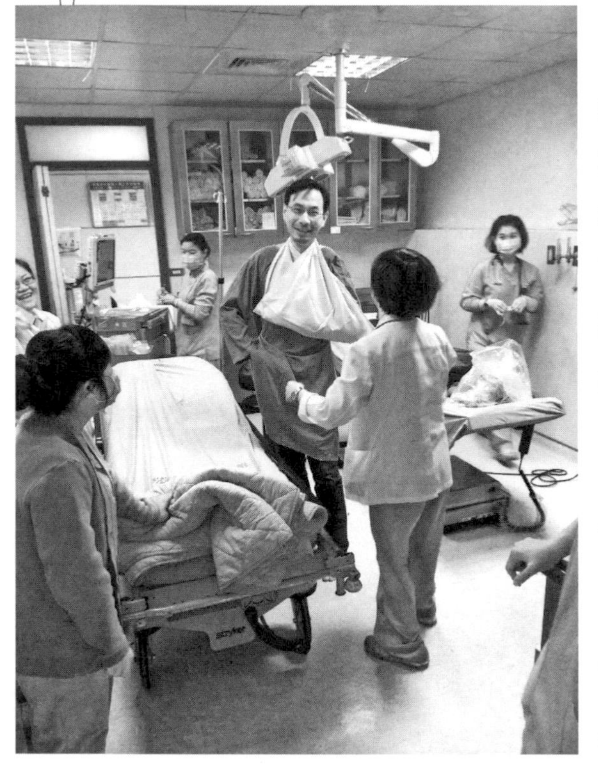

▲ 照片中這位病人的主訴非常清楚確實，受傷過程簡明扼要地描述，連空腹幾個小時都主動說出來，省下醫護人員不少時間；所以大家都很高興，可以看到每個人都愉快地笑了出來。

的頭痛問題，沒多久，就驚覺自己已身陷蘆溝橋事變！這個故事，我可是緊記在心，所以，絕不敢輕易啟動老杯杯的話匣子。

而鄉下小鎮就很不一樣。

我在宜蘭多年，除了常見的主訴之外，有些鄉民來到急診，就把大包小包行李都帶來，主訴是——我要住院！再問他為什麼要住院？答案往往是：「郎ㄙㄟㄣˇㄙㄟㄣˇ，某辣（人覺得疲倦，無力）。」這些無力的鄉民經診察後，有許多其實只是輕微感冒，或是跟家人不和，以至於沒有安全感，不想待在家裡而來要求住院，只有不到一半的人是真的因為厲害的感染或貧血而需要住院。不過，基於服務鄉民的精神，這些主訴是「我要住院」的病患，有一半以上都可以如願以償。

不知道是鄉下地方空氣好，還是人民的勞動多，我覺得這裡的老年人大多數的身體都很不錯。有幾位超過 90 歲的人，甚至可以自己走進醫院 跟我說他頭暈，或是咳嗽好幾天等等，讓我驚嘆於他們到了這個年齡，還可以自己來醫院看病，不需要家人陪伴！

但是，這裡精神病患之多，也是大臺北都會區所望塵莫及的。曾經有一個常客，一進到急診室就開始說她頭暈、胸悶、雙手發麻、雙腳也無力，連尿尿都不大順……基本上，聽了她的主訴，你會認為她從頭到腳「整組都壞了了」，離「病入膏肓」不遠矣。以前老師教過我們，正常的病患通常主訴只會有一個或兩個系統，例如：呼吸道、腸胃道或心血管等等；但若是主訴超過三個系統以上，第一個就要想到是精神病。於是，我問她：「其實妳是睡不著，對不對？」只見她低頭笑了一下，說：「對啦，我都吃了三顆安眠藥，還是睡不著啊！現在全身上下都很不舒服。」

我曾遇過一個 6 歲的小朋友，自己能把主訴和疾病過程簡潔俐落地描述，在他說完的那一剎那，我差點要為他鼓掌。

也曾經跟一些病人在「主訴區」就糾纏不清，一直扯到賓主盡不歡，花了好多時間才弄清楚，原來他講一堆主訴，就是要看看哪一個「症頭」可以讓我「心動」，給他住院！

沒有接受過訓練，要能說好主訴是不容易的。當然我們不可能要求每個人都能簡明扼要地說出自己的不舒服（又不是職業病人）。有時候在聽了病人說出一大堆的主訴之後，我會直接問一句：「那你今天最主要的不舒服是什麼？」通常答案就出來了。所以，病人只要問自己一句「今天主要是什麼問題，讓我想去醫院看病？」這就是清楚的主訴了。千萬不要忍不住地把家裡一些不愉快的事情、情緒夾雜進來，或是把幾百年前跌倒的故事，當作是「最近幾天有受傷嗎？」的答案，這樣只會擾亂醫師作出錯誤的判斷及治療，耽誤你的就診過程。

「你哪裡不舒服？」「怎麼受傷的？」……我想很冷血地麻煩你，請盡量在三句內說完。

第二部：理學檢查篇

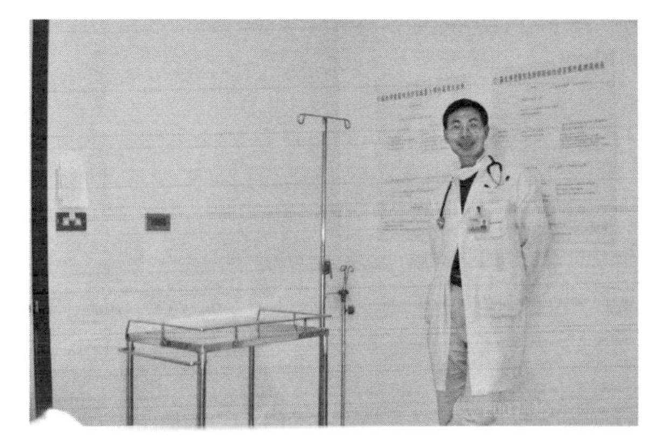

通常病人來到醫院，醫生、護士會根據你的主訴和病史，來幫你做身體上的檢查，我們稱之為“PE”（Physical Examination 理學檢查）。

在做理學檢查時，有一大篇洋洋灑灑的表格要填，從一個人的外觀、頭頸部、胸部、心臟、腹部、四肢，一直到皮膚和神經學檢查，若真的每個病人都照表格上的項目逐一檢查下來，起碼要 15 分鐘以上；再加上一開始的病史詢問以及書寫記錄，沒有半個小時，是看不完一個病人的。但在臺灣的民情下，不可能給你那麼多時間來慢慢問診，所以大部分醫師都是依照病人的症狀來做「相關的」理學檢查。隨著個人經驗的累積，慢慢地，每個醫師會發展出一套自己的檢查方式和順序。

大多數的病人都不知道理學檢查的重要性，所以往往在我們做完檢查後，還會要求說：「我很不舒服，醫師，你幫我做詳細一點的檢查吧！」在當醫師的頭幾年，每次聽到這樣的說詞都會很生氣，難道我剛剛問的、做的，還不夠詳細嗎？常常很想回答，「該檢查的都檢查了，我也已經有診斷了，你別再想要多拗什麼！」但我知道這樣一說，病人又會不甘願了，甚至會來醫院投訴。所以，我都會說：「我剛剛幫你做了身體學的檢查，等一下再抽個血，看看血糖、肝指數、腎功能指數有沒有異常……」如果病人又發現我幫他多做了一個腹部超音波，哇，當場就覺得物超所值，然後會高興地稱讚我，說我是他遇到過最仔細的醫師！

其實大部分的疾病，包括常見的腸胃炎、上呼吸道感染、中風、盲腸炎、心臟衰竭併發肺水腫、蜂窩性組織炎等等，都是經過問診和理學檢查後就可以直接下診斷的。當然，也有許多狀況還是不容易診斷，例如：不典型的盲腸炎、腎膿瘍、肺栓塞、缺血性腸炎，或少數的腦幹中風。

在我當住院醫師的時候，有一位心臟科的學長非常厲害。有一回，他聽完病人的描述後，再用聽診器聽一聽病人的心臟，就跟我說：「這要收住院，安排進一步的檢查，應該是『感

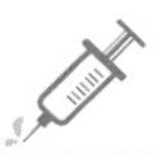

染性心內膜炎』。」我愣了一下，「這樣就診斷出來了？」他明明沒什麼發燒，只說到胸悶和肢體無力而已啊！於是，我小心地也用聽診器聽了一下，還是聽不出個所以然。這時，學長把他的專業聽診器借我用，還告訴我在哪個位置有聽到心雜音。基於不敢耽擱學長太久的時間，也怕被他嘲笑我太笨，所以我囁嚅地說：「啊！好像第一心音有點兒雜音。」學長很高興，說：「對，就是那裡！」這時，在一旁的實習醫師見這情況，也有模有樣地借了學長的聽診器去聽，然後畢恭畢敬地點頭稱是，但那表情明顯地也很心虛！

後來我幫那位病人排了 TEE（經食道的心臟超音波），果然看到一個很小的血栓；而且那個病人在第二天就開始發燒，右手掌也出現了典型紅疹，連心雜音都開始明顯到我很容易就聽到了。但因為我們一收住院時，就開始用抗生素治療，所以發燒四天之後，症狀便逐漸改善；十四天後，病人就平安出院了。這個 case 讓我見識了所謂「理學檢查高手」的功力，那位學長真的非常出色！後來，我和同事們聊到他，原來每個人都經歷過不同的 case 開過眼界，見識到他的高竿。

長江後浪推前浪，多年之後，我也逐漸成為學弟妹們稱讚的對象。有一回，有位學弟來問我：「學長，那個病人一來就說上吐下瀉好幾次，肚子也痛，明明是典型的腸胃炎症狀，為什麼你知道她是腎盂炎啊？」我告訴學弟，當我在幫病人做 PE 時，壓了肚子之後，順勢就敲了病人的腰，發現她左腰的敲痛太明顯了，跟一般腸胃炎引發腰痛的痛法不一樣，再經過實驗學檢查，真的是腎盂炎；而且書上也寫過，腎盂炎有 30-50% 的病人，會拉肚子。

＊＊

順路走多了，難免會遇到鬼（對，就是會有「鬼」）。有一次，救護車送來一個路倒病患，找不到家屬，意識不清，病史完全無法得知。我見那病人雙眼已經偏向一邊，兩側瞳孔不等大，單側肢體完全軟癱，檢傷血壓的收縮壓又飆到 220mmHg 以上，當場就跟護士們說：「啊！ ICH（顱內出血）了！」不料，20 秒後就證明我錯了。因為一測血糖，竟只有 18；而且，補了 4 支高濃度葡萄糖後，病人就醒過來了，還能對答如流，連瞳孔都變回一樣大，真是太神奇了！（後來還是幫他做了腦部的電腦斷層，確認真的沒有顱內出血。）

還有一次，有個 50 幾歲的病人被電鋸割傷，我聽了他描述的過程後，認為他躲得夠快，應該只有撕裂傷。可是他卻

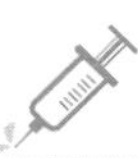

要求，「我覺得很痛，照個X光看看吧！」我跟他說：「你只是讓電鋸劃過去而已，並沒有砸到，X光不需要照啦！」最後，還是拗不過他再三的盧，就答應讓他照X光。没想到X光一照，中段指骨竟真的斷了！診斷立刻從「撕裂傷」變成「開放性骨折」。事後我跟他道歉，說：「哇，薑是老的辣，你自己的身體，果然是你最清楚。」但其實我當下覺得很丟臉。幸好老師們當年還有教一招——當你拗不過病人時，就別再爭，順著他一下，不要把醫病關係搞壞了；而且，有時候還真的可以救自己的荷包一命！

根據以前我們在書上學到的，做理學檢查的標準方式是把病人「脫光光」，逐項都要看清楚，不可以有遺漏。雖然我們從來不會真的叫病人脫光衣服，可是有時候，我也會要求病人把衣服拉起來，因為我要看看皮膚上有沒有病灶和傷口；脫下外褲，要檢查是否有疝氣；或是只露出肚子，因為要做超音波。這個「叫病人脫衣服」的口令，看起來很簡單，我也始終覺得是理所當然（我是要幫你檢查耶～～），直到有一次，我幫一位比丘尼做檢查時（她是特地來宜蘭找我看病的），她說她最聽醫師的話了，所以即使她是女的，又是出家人，當醫師要她脫衣服檢查時，她還是會毫不遲疑地照醫師所說的去做……這一番話，當場讓我汗顏。

我從來沒有想過，要病人把衣服脫下來做檢查，對許多人來說，可能需要一番掙扎。例如：我們幫病人做肛門指診、要病人把嘴巴張開、叫病人暫時憋氣不要呼吸、敲了幾個地方問他哪裡最痛……這些理學檢查都頂著名正言順的「醫師在幫你做檢查」的光環，所以當在要求病人順從時，如果病人扭扭捏捏的不敢脫褲子，偶爾還會換來我們不耐煩的眼神，「喂～～後面還有病人在等著呢，不是只有你一個好不好？！」

從心臟科學長的經驗中，讓我知道理學檢查越小心仔細越好；和比丘尼的對話，則讓我對這樣的檢查心存感激，感謝病人願意相信我，在我面前赤身露體。

在病人這樣的信任下，其實我們多的是一份戒慎恐懼，希望盡量快速找出答案，減少病人被重複檢查的不愉快，尤其是副睪丸炎的男病患，或是疝氣，肛門膿瘍的病患，因為每個醫師來做一次理學檢查，對病人就是多裸露一次，多痛一次。

說到這兒，好像我多麼仁心仁術似的，其實不然，否則就不會在有一天晚上，被一個精神病患罵說：「你根本都沒

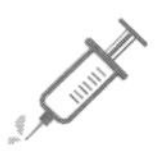

有做檢查，就說我的頭痛、頭暈、胸悶和手腳麻掉是失眠睡不著造成的。」我當場差點笑出來，心想：「我認識妳這麼多年了，妳是什麼病患，我還不知道嗎？還裝甚麼聖女貞德啊！」可是當下，我一方面還是有點自責於太看輕她（我那一天真的沒幫她做頭痛和頭暈相關的理學檢查），另一方面卻表情冷靜地先說了聲：「不，妳誤會了！」然後走上前跟她分析，「妳的血壓、心跳和體溫都正常，走路沒有問題，問診時也對答如流，所以不用擔心是中風。」最後再跟她說明，「我先幫妳打個針，讓妳舒服地睡一下，再抽血檢查妳的電解質，等一下妳醒來，剛好妳老公（她老公是我們醫院的警衛大哥）也下班，就可以接妳回家囉！她聽了之後，雖然還是一臉的不甘心，但應該是想到可以先打一針睡覺，只好悻悻然地去躺到她最常躺的那一張床上去。

理學檢查，是我們最重要的診斷手法之一。這些年下來，我自問該做的檢查，絕不會偷懶不去做，也希望都能做到很精確。而面對病人有時太多的要求，只要不逾越醫學常理，或超過健保標準太多，為了良好的醫病關係，我也都盡量做到皆大歡喜。畢竟讓病人放心，也是我們醫師看診時的重要目的之一。

第三部：衛教篇

看病的過程到最後，就是要讓病人甘願滿意的回家，這大概是最困難的一步。以前有老師說：「收病人住院很容易，但要讓病人回家，才是最難的。」這個說法在如今醫療糾紛頻繁的時代下，更顯得是真知灼見。每一個病人在症狀改善要放回去之前，我們都會確保自己有跟他們解釋清楚這次是什麼疾病或什麼狀況，把所有可能的後遺症都說明白，確定病人在「回家後，即使有併發症，也不會回來找我們算帳」，才能放下心中這塊大石。

所以，當遇到上腹痛的病人，即使已經很確定他只是胃炎而已，我們還是會提醒病人和家屬，回家要注意盲腸炎的徵兆；頭暈的病人，在回家前，一定要跟他說明，什麼情形下要考慮是真正的中風，再來醫院複診；發燒的病人，要仔細解釋之後可能會發生的病情變化，以及在什麼狀況下需要再來醫院……這些所謂的「衛教」，除了告知病人外，也一定要跟家屬說明白，因為萬一病人發生了什麼不測的後遺症，會來告你的，通常都是家屬，尤其是那些平常根本沒有出現，沒有在照顧病人的家屬。

雖然，我們已經很努力在做好「衛教」這一環，可是有些情況，還是讓人很挫折。

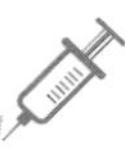

曾經有個年輕人，以喉嚨痛、發燒兩天來到急診。當時做了抽血、做流感快篩都正常，於是在退燒後就讓他回去了。第二天這年輕人又來，說有咳嗽，而且還是繼續發燒，於是便又加照了 X 光，並再驗一次白血球，結果還是都正常。因此在他退燒之後，給予再一次的衛教，便讓他回家。不料第三天他又來，這回說咳嗽咳到胸痛，加做了心電圖，看起來有問題，便會診心臟科做心臟超音波，懷疑是心肌炎，當下立刻收住院。不料，住院兩天後，這年輕人就過世了！

可想而知，家屬絕對無法接受（我們也無法接受）這個結果。好好一個年輕人，只因為沒有事先診斷出心肌炎就過世。但是，心肌炎的早期症狀，確實跟感冒幾乎一模一樣。發病後，除非是變成重症，才需要打很貴的免疫球蛋白，否則也只能做支持性治療。這道理在醫療界都知道，但是，民眾不會知道。尤其有人因此而死亡，家屬的瘋狂提告心態，是可以見諒的。然而，前面幫他看過病的兩位醫師卻也因此要寫報告，甚至上法院，其實也很冤枉。套一句我們私下說的，這種 case 誰遇到誰倒楣！

至於小孩子的發燒，最挫折的情形就是你跟家長衛教了半天，把例行性用藥和臨時性用藥都給了，也都仔細地說明使用方法……結果，回家後不到幾小時，只要小孩一發燒，家長就又帶過來了。怪不得有位學長曾經很生氣地說：「衛教了半天，結果都是屁。」

我曾經在某個晚上遇過一個 case：一位家長帶著孩子來到急診室，他說小孩發燒第二天，他已經帶去 3 家診所看過了，都還是會燒。於是，我跟他說：「如果你是那種小孩一發燒就要去醫院的家長，那我直接幫孩子辦住院好了。」果然，家長立刻喜孜孜地告訴我，他有打聽到哪個醫師很不錯，指名要收給他。真是讓人無言……

我可以體會家長的焦慮及不捨，但打著親情關心的招牌，卻一直表現出無知，這代表我們的醫療教育很失敗！而且，我更懷疑是因為「有醫療保險」和「可以卸下照顧責任」的關係，讓家長產生「只要小孩一感冒，就住院算了」的渴望。

另外，很多家長來到醫院，抱怨孩子都不肯吃藥（卻可以吃飯、喝養樂多！？），退燒都只能用塞劑，所以要來醫院打點滴住院。其實，現在兒科的藥都是甜甜的，不難喝。我記得我小時候發燒，如果不肯吃那很苦的藥，往往就是「啪～～」的一聲，換來我娘的一巴掌，然後我就會在嚎啕大哭中，乖乖地把藥吃下去（因為再不吃，就是第二掌；萬一把藥吐掉，接著來的就是霹靂連環掌～～）。

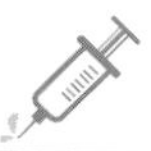

在急診室裡還有兩種病人，是別科看不到，而我們怎麼樣衛教都沒有用的狠角色：一個是藥癮患者；一個是酒鬼。

我們曾經有藥癮患者在護理站咆哮威脅，只因為我們不肯幫他打嗎啡針劑，這種情況在全台灣的急診都有。經過多年來大家的抱怨後，政府終於做了點事情，就是讓醫院可以自行「列管」。於是，我們可以大方地告訴藥癮患者：「你看，電腦把你的名字鎖住了，只能打一般的止痛針，不能打嗎啡。」幾個月下來，那些常客們終於逐漸減少。但我在急診醫師的臉書上，還是會看到各地醫師彼此告誡：「〇〇〇似乎從南部到了中部，請 XX 醫院注意一下。」我相信如果沒有適當的輔導，這些藥癮患者很可能會走入黑市去獲得毒品，沉淪於更悲慘的下場；但站在醫療立場，我又不希望用健保的資源，去滿足他那不該有的癮頭。有時候卸下醫師的白袍，我覺得我是一個滿殘忍的人！

至於酒鬼，如果是酒品好，在急診乖乖睡一覺的人，我倒還滿歡迎的（才怪！最好還是不要來～～）；但非常討厭那種會發酒瘋，還會站在病床旁拉屎拉尿的酒鬼，弄得我們要請清潔阿姨來打掃，然後還要挪開別的病人遠離他，甚至要用手術服換掉他那已經沾了尿液和嘔吐物的衣服。不消說，這樣的病人對護理人員就是一場災難，因為通常醫生都會躲遠遠的，護理師這時候就真的是「白衣天使」了。

我常常看我們的護理師幫那些遊民洗澡、換衣服、清理他們的穢物……在那一刻，我真的深深感動「白衣天使」這名稱的偉大與神聖。但是，一般民眾看不到這真誠光輝的一刻，他們往往只會對著護理師頤指氣使，把她們當成婢女使喚。最倒楣的一次，是有個病人尿在床上，我們兩位護理師去幫他清理和換衣服，把他的髒衣服用大袋子裝起來，塞在床底下。沒想到，第二天當他要離開時，竟然說他皮夾不見了，跑去告我們護理師偷他的錢！兩位白衣天使差點兒氣得變成白髮魔女，因為還要為此去警察局做筆錄。

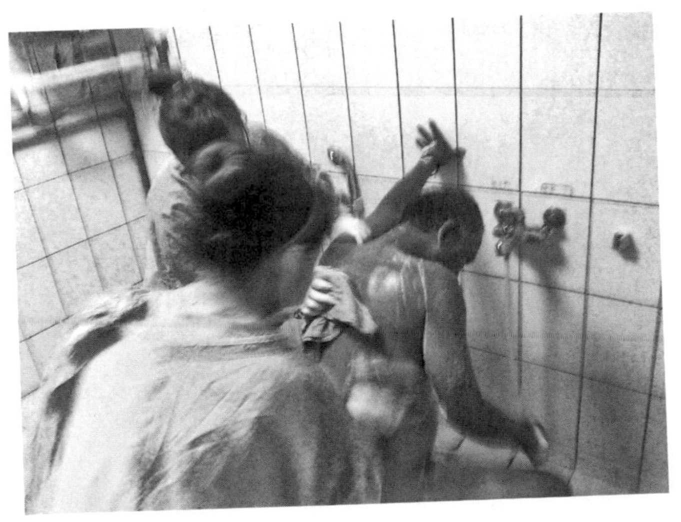

▲兩位護理師換上防水隔離衣，幫一位遊民洗澡

對藥癮患者和酒鬼是無法也不用做衛教的，因為講了半天，他們也不理你。尤其是酒鬼，常常在醒來之後會自己拔掉點滴跑掉，倒楣的是他們的家人，會被

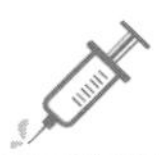

call 來繳錢或補證件。這時候有很多的家屬就會「突然手機不通」，或是出現以下的對話……

「我又不認識他。」

「可是他說妳是他太太。」

「……我們離婚了啦！」「砰～～」的一聲就掛斷電話！

基本上，每個病人我們都會施予衛教，偶爾還是會遇到很有禮貌的病人和家屬，特地來護理站表示感謝，甚至還問我有沒有在看門診，以後要掛我的診。其實，行醫多年，每當看到病人在我眼前滿意地離開，那種成就感是無法言喻的！他們甘願了，我也滿足了，儘管有時在治療過程裡有許多酸甜苦辣，但只要他們平安出院，我就算是安全下莊。一些病人及家屬離開前的「微笑點頭致意」，常常讓我感到欣慰，也是我能繼續待在急診室這種惡劣環境裡的一大動力。

至於我每次滔滔不竭的口述衛教，到底病人聽進去多少？坦白說，連我自己腸胃炎時，都還是會忍不住吃辣食；骨折開完刀的第二天，就喝咖啡……套一句我跟護理人員說的：「這些衛教內容，連我們自己都不見得能做得到，更何況一般人！？因為，這是人性嘛！」（兩手一攤～～）

我們對許多職業常有所謂的「刻板印象」，但對於不同科別的醫師，會不會也有這種迷思？

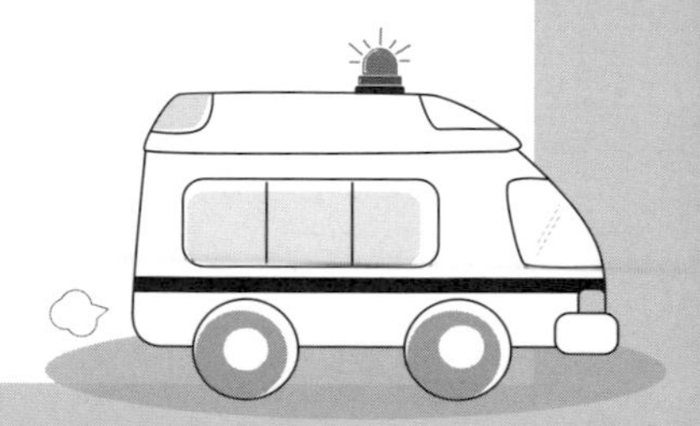

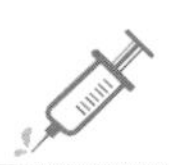

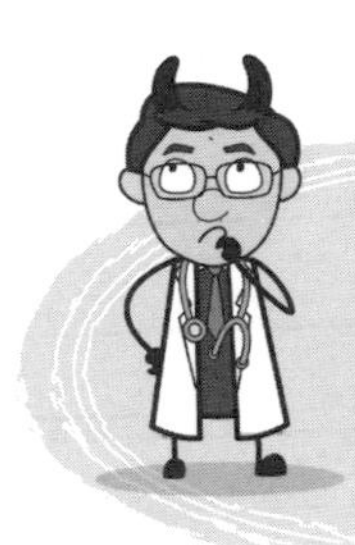

你適合當哪一科醫師？

在急診室工作，算一算也有許多年了。曾經有人問我，若讓你再選擇一次，會不會有不一樣的結果？

這讓我想起了有一回在臺大上 EMSS 課程時，其中一位講師在上課的幻燈片裡，有張很有趣的性向測驗圖，當時在聽完講師的解釋之後，令我不覺莞爾一笑。這位講師說，這是當年他的老師在他選科前，給他的忠告！

這一張幻燈片上面，對於各科醫師的特性有一定的描述。在選科前，照著自己的特性跟著選項走，就能大約找到自己適合的科別。當然，這些描述不完全對，選擇也是著重在趣味性，我個人覺得這只是一種帶有玩笑的揶揄；但因為起源是來自醫界的想法，所以當中也不乏一些警惕。

這份性向測驗從「心智是否清晰或瘋狂」開始，提到對「疲累工作」的挑戰度，甚至包括「醫師外表」的考量、工作中的「態度表現」，以及「對病人的耐心度」等等，全都列入選科的項目中。

有興趣的人，不妨心裡默默跟著出發點「心智：大多時候是清楚」，開始走這樹狀圖……

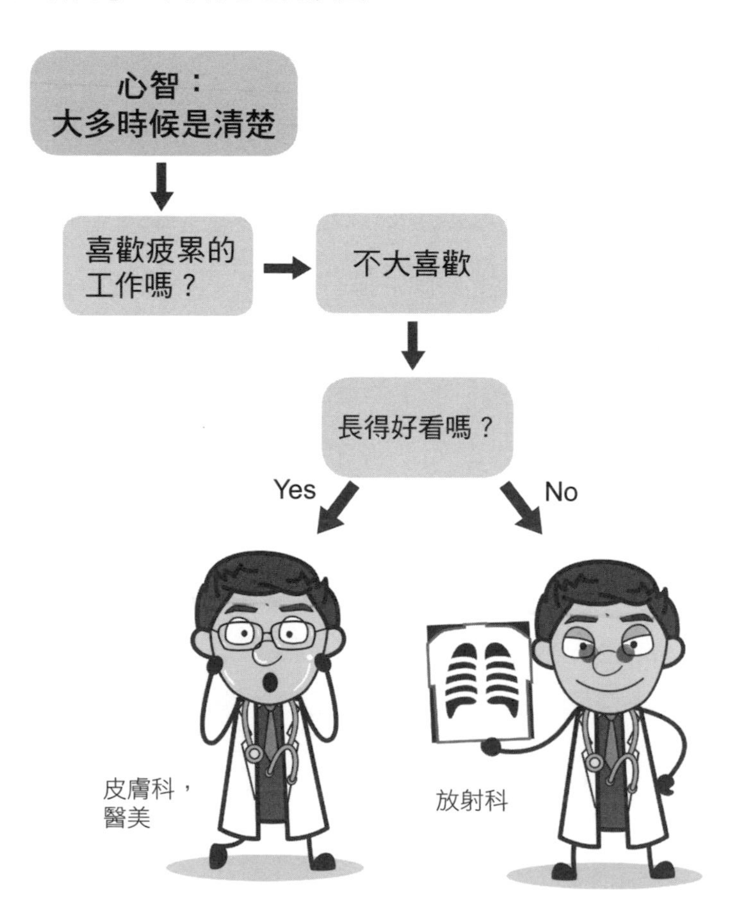

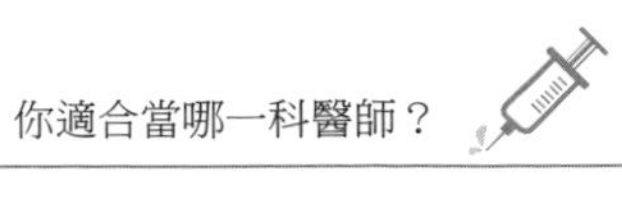

喜歡疲累的工作嗎？

接受工作勞累的人，接下來就要看看工作上的態度……

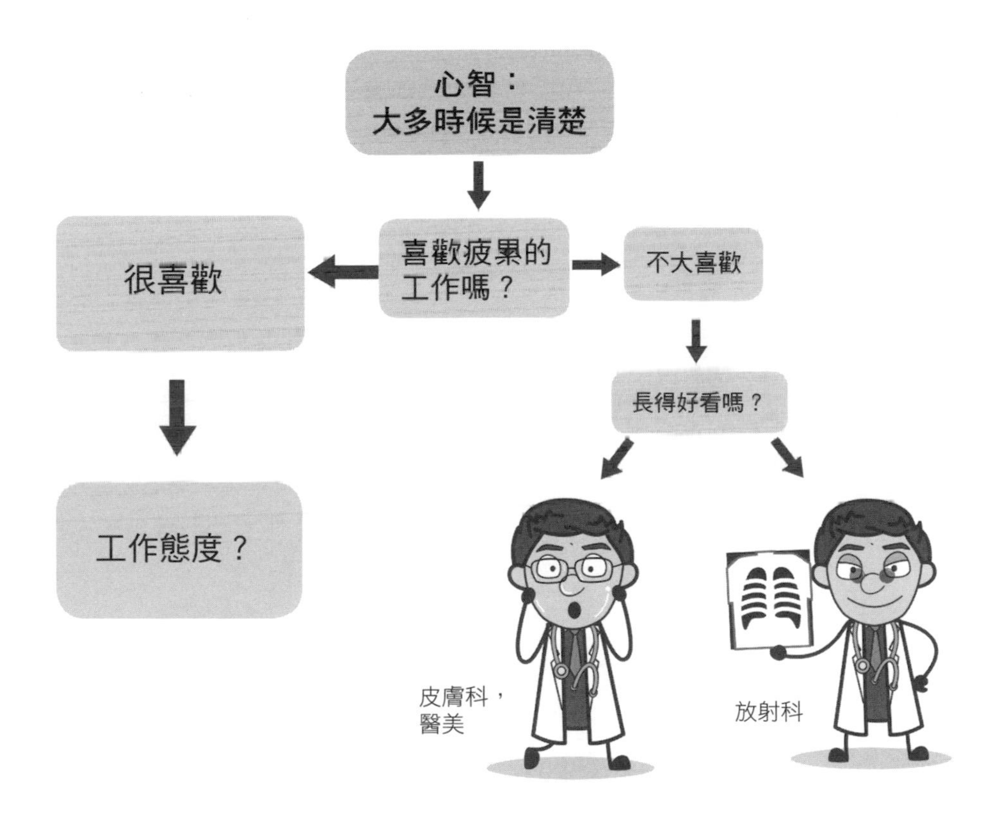

被逼著得一直說話的醫師有很多⋯⋯

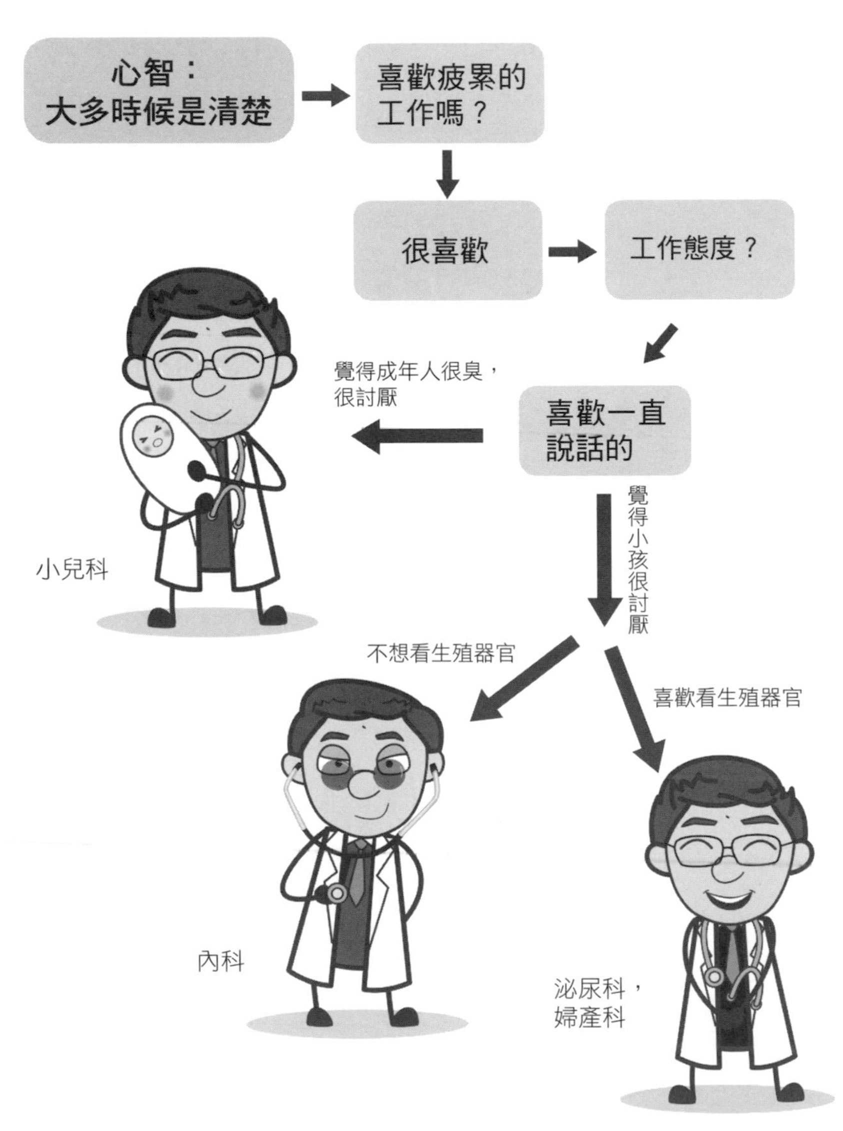

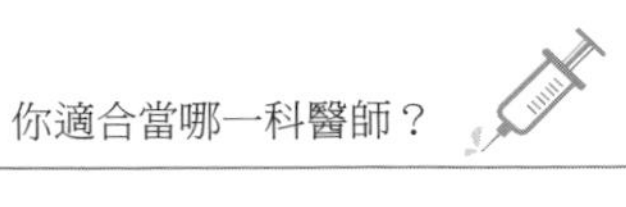

沈默的醫生，也有不少適合的選項……

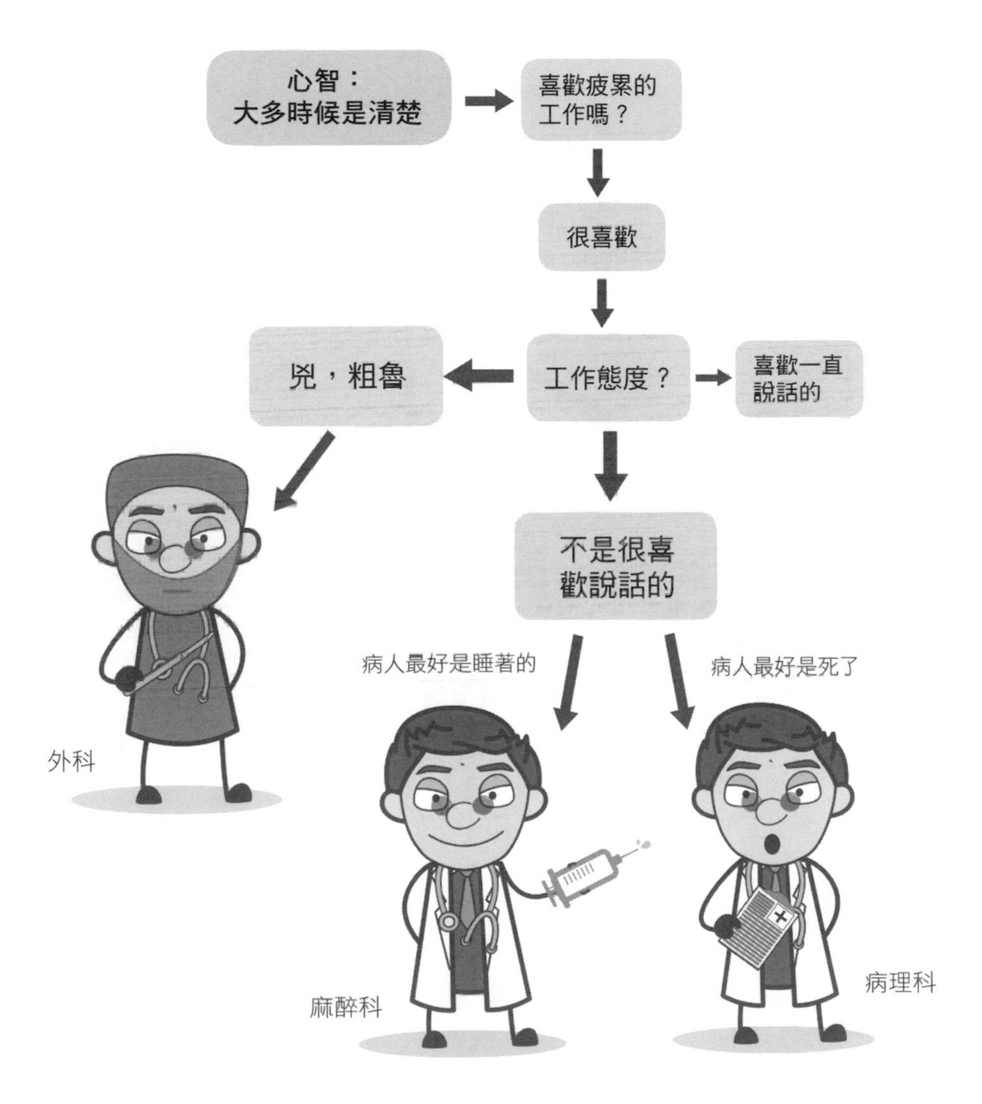

還有一組醫師的心智是怪怪的……

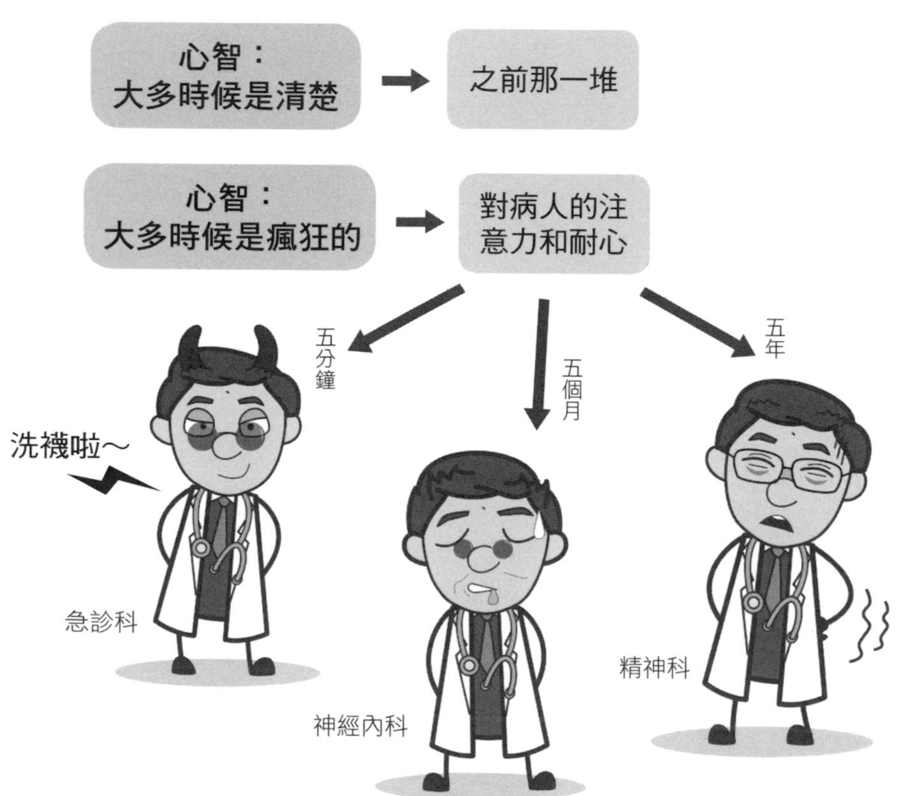

我果不其然的落在「急診科」！（回顧這樣的樹狀圖，還真是汗顏呢！這樣就被發現是個沒耐性的人了！？

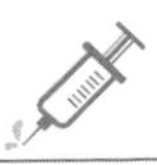

有些同事在看了這些幻燈片之後，開玩笑地說自己是不是選錯科了？還有一位眼科的學妹，則抗議為什麼她們科沒有上榜？也有些非醫界的朋友，把這幻燈片當作性向測試，看看自己適合當甚麼科的醫師；最有趣的是，我其實遇到過好幾位「俊男美女」的放射科醫師，顏值可都遠勝皮膚科的同事，而且他們的工作負荷量都越來越重了呢！

當然，這完全是搏君一笑的概略說法，大家看了露齒一笑就好，可千萬別太當真喲！

「子欲養而親不待」的哀傷，在現代人越來越長壽的情況下是否還存在？所謂「養兒防老」觀念，隨著時代演變，還有意義嗎？

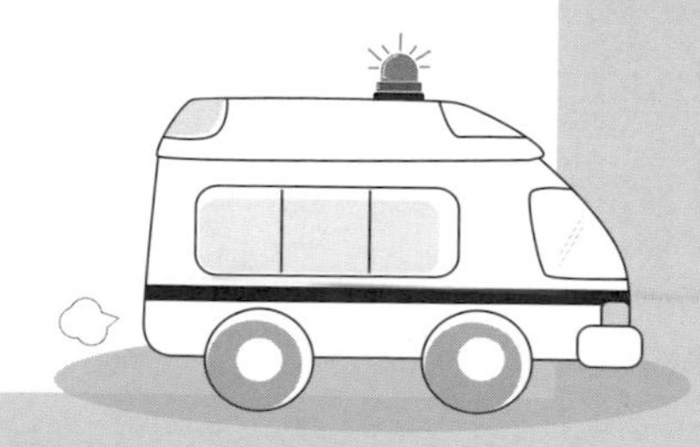

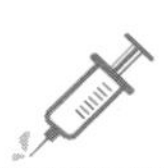

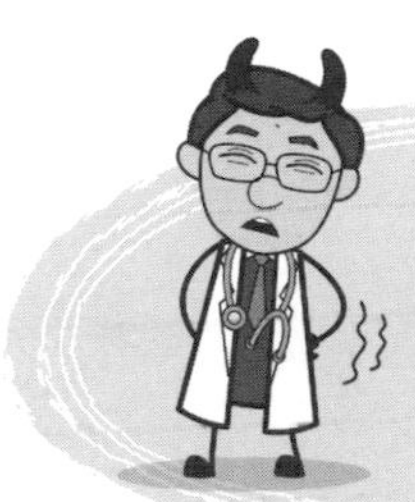

老了，誰來照顧你？

陳醫師正在幫一位臥床的老婆婆換鼻胃管，因為鼻胃管阻塞了，又遇到週末，沒有居家護理人員可以去她家更換，所以便由老婆婆的媳婦和一位印尼外勞帶過來醫院處理。

陳醫師問：「病人這兩天有沒有咳嗽或嘔吐？」媳婦聳聳肩，看了一下外勞。

印尼外勞用古怪腔調的國語說：「沒右兔。阿嬤有科，科幾個。」

媳婦接口說：「只有咳嗽幾聲啦！」

換好鼻胃管後，陳醫師接著問:「阿嬤背後有沒有褥瘡？」媳婦又聳聳肩，外勞則一臉疑惑看著陳醫師。

陳醫師邊比邊問：「阿嬤的背後有沒有破皮？」

外勞才恍然大悟：「喔，有一滇滇紅紅。」

陳醫師點點頭，忍不住跟媳婦說：「你當媳婦的，怎麼什麼都不知道啊？」

「阿平常就是外勞在照顧啊！我要上班，怎麼可能什麼都知道？」媳婦鼓著腮幫子說，相當理直氣壯。

陳醫師無奈地搖搖頭。他交代了護士要幫老婆婆清理褥瘡並換藥之後，便完成了病歷，準備要幫她結帳。突然，前面檢傷護士喊道：「內科急救室！」只見警衛和檢傷護士推了一張病床進來，上面躺著一個老先生脹紫了臉孔，低聲咳嗽並呻吟著。

陳醫師見狀，跟著衝進急救室，一看是呼吸困難的情形，迅速戴起手套，把病人的頭略為抬高，並把嘴巴打開……甫一打開嘴巴，便看到一團食物卡在嘴裡。陳醫師叫道：「suction（抽吸）！」一邊用手先把大塊的食團挖出來，一旁的護士也很快地準備好抽吸管，接著抽吸小食團和一些唾液。

看看病人的呼吸狀況不好，陳醫師說：「來，on endo（註一）！」此時一群家屬衝進來，其中一位外勞長相的年輕女子，哭哭啼啼地跟進來。

一位中年男子急著問：「醫生，他怎麼了？」

「請問你是……」陳醫師問。

「我是他兒子。我爸怎麼了？」

「應該是吃麵嗆到了！現在呼吸狀況不好，我要先插管，

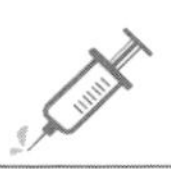

用機器幫他呼吸。」陳醫師一邊解釋，一邊動作。

那男子一聽，轉頭就罵：「妳是怎麼餵阿公的？叫妳要小心一點，都聽不懂啊？！」外勞只是一直哭，不敢回答。

「麻煩你們都到外面等，我先急救病人。」陳醫師遣走家屬後就先為阿公插上呼吸內管，護士們趕緊打上點滴、抽血，接心電圖、血氧血壓監視器，以及接上呼吸器。

＊＊

處理穩定之後，陳醫師走出急救室，先問清楚了在醫院的家屬是些什麼人之後，便問：「你爸爸有沒有高血壓、糖尿病？」

大兒子遲疑了一下；二兒子和二媳婦搖搖頭表示不知。

突然，有一位孫子說：「阿公好像有在吃心臟的藥！」

大兒子轉身問外勞：「阿公有沒有高血壓和糖尿病啊？」

外勞這時還在抽泣，囁嚅地回答：「有啊！阿公有糖尿病。」

「那有中風過嗎？」陳醫師又問。

外勞回答：「有。」

「會不會走路？」

「不會。」又是外勞回答。

「會不會說話？」

外勞還沒來得及說話，二媳婦搶答：「有時候會胡言亂語啦。」

大兒子也不甘示弱，接著說：「有時候會……」比了一下外勞，「叫她的名字，只是叫得很模糊。」

「那有沒有藥物過敏？」陳醫師接著問。

家屬們又是一片安靜的看著外勞。

「有一張單子……」外勞從袋子裡掏出一張小卡片，上面寫了一種退燒止痛藥。

陳醫師接過來一看，微慍地說：「這是我上次寫給你們的過敏卡嘛！不是跟你們說過，這張過敏卡要隨時和健保卡放在一起嗎？」

這時聽到在裡面的護士喊著：「sugar one touch 42（註二）！」陳醫師馬上說：「先補 D50 三支，IV 改 D10W（註三）。」然後轉身跟家屬進一步說明，「病人的血糖偏低了，可能是因為這樣才會意識變差而嗆到。我們現在先幫他補高濃度的葡萄糖，嗆到的部分，會先打抗生素，等會兒給他到加護病房住院，繼續治療。」

「啊～～要住加護病房？」眾家屬驚呼。

這時候，大兒子轉身便開口大罵：「阿公的血糖低，妳也不知道，還亂餵他吃東西，害他嗆到了！」本來已經停止

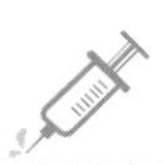

哭泣的外勞，聽到這句話，又開始哭了起來。

「我們花錢請妳來，只顧一個老人都顧不好，妳還能做什麼啊！？」二兒子跟著繼續罵。而外勞一句話都不敢說，只是一個勁兒的哭著。

陳醫師見狀，終於忍不住開口說：「你們哪有資格怪她啊？你們自己當子女的，連父親的病情和他平常的生活狀態都搞不清楚，憑甚麼去怪一個外人？」

大兒子這下不爽了，回嗆說：「你這醫生很奇怪耶，你

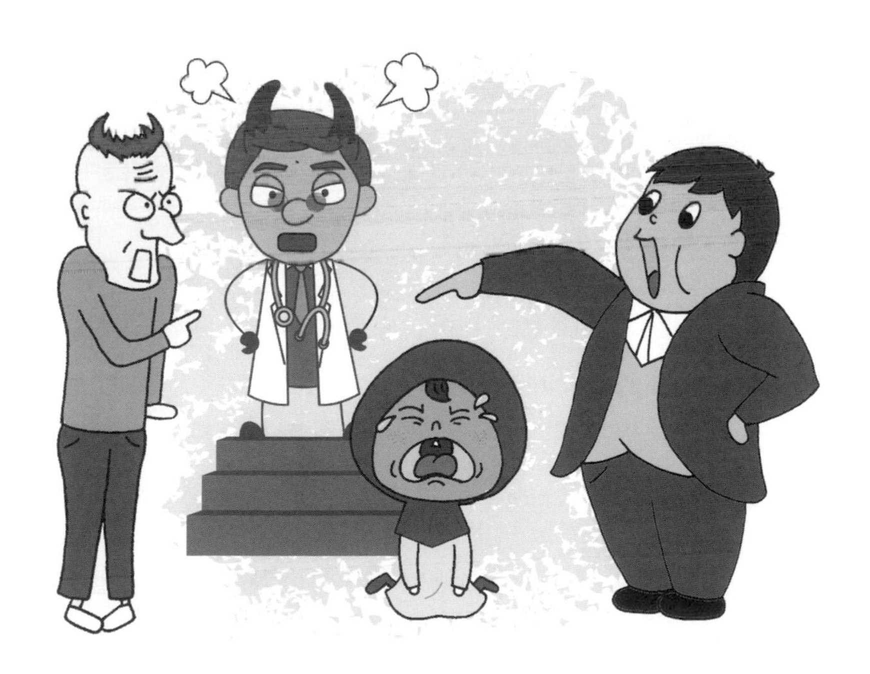

只管自己看病就好，管到我們家裡來？今天如果不是我們要上班，大家都很忙，誰願意多花這個錢去找一個外人住到家裡來啊！」其他家屬也跟著七嘴八舌地起鬨，抱怨醫生沒有同理心……

看著這群家屬的嘴臉，陳醫師再也講不下去了。他一直以為，請外勞來照顧家中長者，應該是由外勞來分擔「勞力」的工作，例如：翻身、拍背、餵食、清潔身體、手腳按摩等等；而當家屬的人，每天應該還是要關心自己的親人，知道他是否有按時吃藥，知道他身體狀況有哪些變化，每天要碰觸到老人的身體、陪老人說說話，即使他不見得聽得懂了。然而，在醫院這麼多年，他看到的，都是家人把中風老人往外勞身上一推，就從此不聞不問，只等著有朝一日來辦喪事，哭泣一番，就算完成一件人生大事。

面對這齣家庭鬧劇以及這批家屬的責難，陳醫師無力地說：「這是你們自己的親人，你們……」

「唉呀！你不懂得啦，管那麼多幹嘛？」話還沒說完，就被二兒子打斷。

陳醫師搖搖頭，只覺得胸口有一股悶氣鬱積著。他嘆了

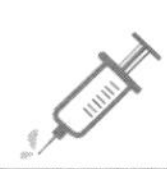

一口氣，心想：「久病床前無孝子，人老了以後，到底真正是靠誰在照顧呢？看樣子，還是趁現在多存點錢，只要有錢，到時候自然會有許多孝子賢孫自動地靠過來照顧你……」

（註一）endo 是 endo-tracheal tube 的簡稱，意思是「氣管內管」。其作用是醫護人員將此管從病人嘴巴插進氣管，再接上呼吸器，用以幫助病人呼吸或方便抽痰。

（註二）sugar one touch 是指在醫院做簡易快速的血糖測試。

（註三）D50 即 D50W，指的是 50% 的葡萄糖溶液，通常是用來緊急提升病患的血糖濃度。
D10 即 D10W，指的是 10% 的葡萄糖溶液，通常在注射 D50W 後，用此來繼續維持病患的血糖濃度。

不同等級的醫院，對住院的條件會有不同，這牽扯到科別的有無，占床率的高低，還有最重要的——健保是否給付。可是對民眾而言，「我很不舒服」是最真實的感受。所以，急診便常常扮演「住院把關」的角色，而不可避免的會和民眾的期待有所出入。

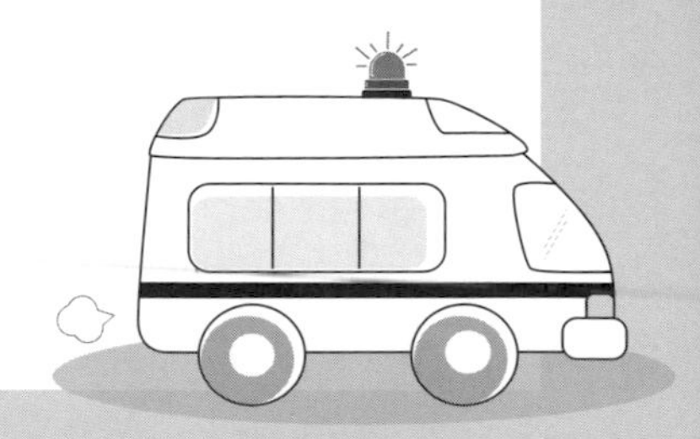

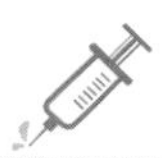

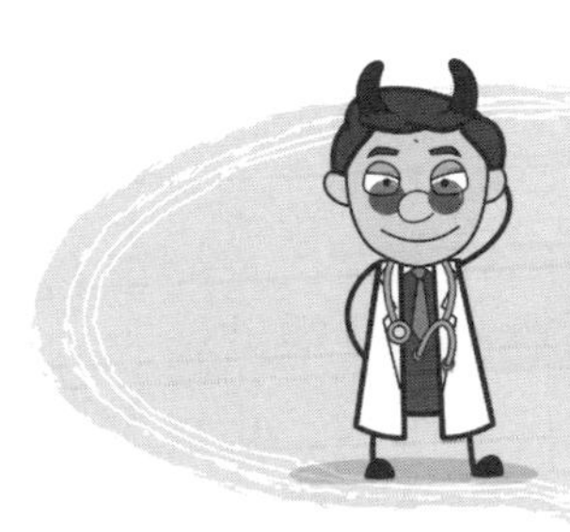

你該住院嗎？

朱醫師對著第 12 床的病人解釋了她的病情之後，病人憔悴地說：「你說我只是咽喉炎，那為什麼喉嚨這麼痛啊？痛到我都講不出話來了！」

朱醫師心想：「你從剛才來到現在，用手機講話講個不停，還說痛到講不出話來？」但仍和顏悅色耐心地解釋：「因為你咽喉發炎當然會不舒服啊！而且目前雖然有輕微發燒，白血球 11500 也略高了點，但這是感冒的一種，用口服藥物控制就可以了。」

病人搖著頭說：「不行，我很不舒服，我要住院。」

朱醫師知道像這一類只要有一點感冒就會要求住院的病人，有些是心理因素（不想上班，或是想讓家人覺得他已經嚴重到該住院）；但絕大部分是因為有保險給付（每天有 3000 到 5000 元不等的住院費可以領）。然而，依照健保署的認定，這種狀況不但不能住院，甚至有時候多給了抗生素或是多做了檢查，還會被健保核刪。以急診的病患來說，核刪掉的金額，還要乘以 180 倍來處罰，所以第一線醫師在「住院」上要小心把關，免得不但醫院賺不到錢，還要被健保多罰錢。基於這樣的因素，於是朱醫師說：「這樣吧，我幫你會診耳鼻喉科醫師，聽聽他們的意見。」

就在會診的同時，第 11 床病人做完胃鏡回來，診斷是急性胃炎併輕微出血。腸胃科的張醫師打電話下來跟朱醫師說：「沒看到出血點，只有一點點小破皮，還沒到潰瘍的地步；現在胃裡也沒有血塊，而且，這個病人是酒鬼呀！所以不用住院了，叫他要戒酒。等等就讓他帶藥回家，過兩天再來我的門診追蹤。」

病人的兒子聽到結果，就過來急診護理站說：「可是我爸爸很不舒服，還是一直想吐，這樣難道不能住院嗎？」

「目前看起來是急性胃炎，沒有一定需要住院的條件。如果他還不舒服，我們就在急診室繼續治療，暫時不要回家。」朱醫師提出建議。

「是喔！」病人的家屬不置可否，悻悻然地回到第 11 床。

耳鼻喉科的趙醫師會診完第 12 床後，對病人說：「你這

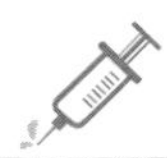

是咽喉炎，別擔心，用口服藥治療就可以了。」

「可是我很難受耶，這樣都不能住院喔？！」病人仍不死心地問。

一旁的兒子和女兒，似乎也彷如聽到晴天霹靂地消息般，氣憤地表示：「你們都不了解病人的痛苦，這叫什麼「視病猶親」嘛！連住個院都不行。是不是一定要等病人死了，你們才覺得病情是嚴重的！」

面對家屬一連串的砲轟，趙醫師似乎也招駕不住了，只好說：「好啦好啦！那就住院兩天，觀察一下好了。」

沒想到，病人的女兒竟不懂得見好就收，在急診室叫囂道：「剛才不是說不能住院？我們罵你之後，又說可以住院！你們現在就是會吵的小孩有糖吃是不是？」

兒子也跟著補一刀，冷冷地丟出一句：「哪有這樣的醫療啊！根本就在亂搞。」

趙醫師第一次發現急診的病人還真難搞！不是疾病難搞，是病人和家屬的態度讓他受不了。

朱醫師聽到聲音，趕緊過來解圍，說道：「按照目前健保給付，你這樣的咽喉炎真是不需要住院的。可是你們一直強調病人很不舒服，所以趙醫師才讓你住院兩天觀察，沒想到你們又有質疑！我只請問：『現在你們要不要住院？』」

「要啊！」兒女異口同聲。

趙醫師補充一句：「先說好，最多就只能住兩天，不能再多了。」

病患的子女點頭同意後，朱醫師開了住院單給他們去辦，並跟趙醫師討論住院的用藥。

這時腎臟科的周醫師來到急診，對著朱醫師說：「朱醫師，第 11 床是什麼樣的病人啊？他太太是我洗腎的病患，剛剛來拜託我給他收住院。」

朱醫師跟他解釋了病人的病情，並說明腸胃科不收住院的理由。

周醫師看了病人的檢查報告，並探視了病人之後說：「沒關係，我來收好了！因為看樣子沒有太大的問題，只是住院觀察而已，我讓他住個兩天，順便戒酒好了。」於是，兩床的病人和家屬都心滿意足地住院去了。

＊＊

兩天後，咽喉炎的病人愉快地出院了；胃炎的病人，在住院的當天晚上又吐的很厲害，給了藥之後有稍微好一點，但第二天早上突然喘起來，經診斷是「吸入性肺炎」。插了呼吸內管後，轉到加護病房，卻又併發急性呼吸窘迫，兩天

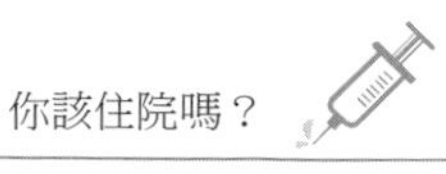

後就過世了！

咽喉炎的家屬在病人出院時，沒有跟耳鼻喉科的醫療人員說一聲「謝謝」，在自認為打了一場勝仗後，帶著診斷書愉快地揚長而去；而胃炎的家屬卻找了記者，說要告急診的朱醫師，不但延誤診斷及治療，還一直趕他們回家，不給他們住院！同樣是兩個「搶要住院」的醫療事件，結局大不相同，但卻都讓人傻眼。

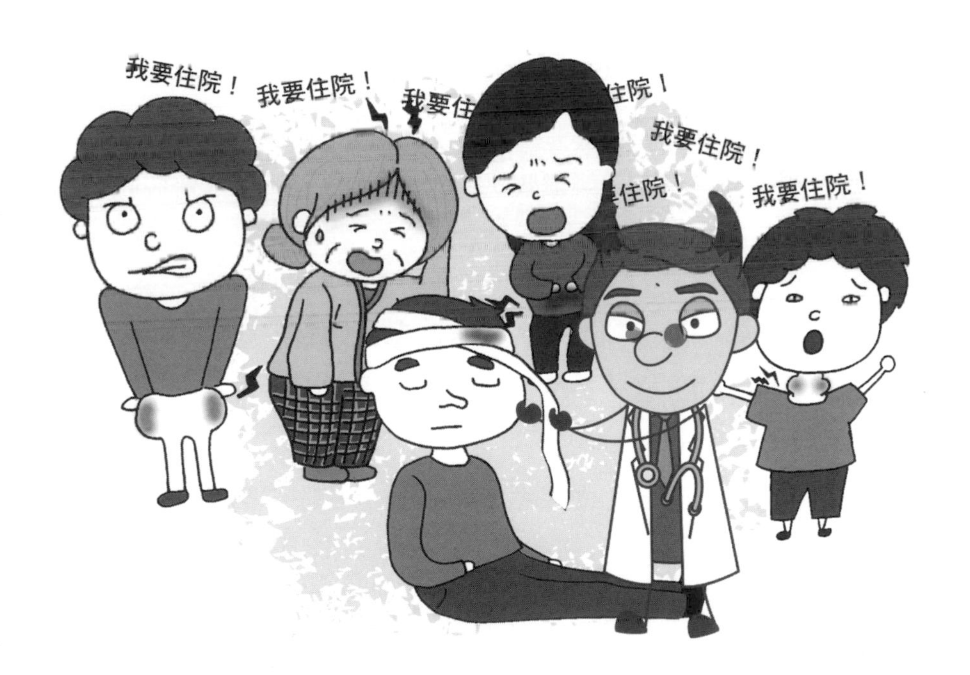

院方「病人安全小組」檢視死者在急診的病歷之後，發現該處理的都沒有漏掉（抽血、胃鏡、X 光、尿液、心電圖以及點滴和治療用藥），確定了急診科的朱醫師和腸胃科張醫師的診斷和治療都沒有問題，病人是因為吐的時候，不小心嗆到而造成吸入性肺炎，加上長期酗酒造成的抵抗力太差，於是很快地併發急性呼吸窘迫。

「但問題是，」病安小組的莊組長說：「家屬聽得懂這樣的診斷過程及診斷邏輯嗎？今天這個病人，即使在一開始就收給腸胃科，他還是會因為嘔吐而造成吸入性肺炎，但家屬就不會有抱怨，因為他們認為我們有在第一時間收他住院。不過，回歸到現實面，難道胃炎嘔吐的病人，都一定要住院嗎？」

病安小組知道這又是一樁無醫療過失的醫療糾紛，也知道在不久的未來，在全民健保不斷的打壓醫療給付下，在民眾的個人保險不斷調高的情況下，「可不可以住院」的爭論會越演越烈。一開始的受害者，會是莫名其妙中箭的第一線醫師（醫療人員常說的：「誰遇到了，誰倒楣！」）；接著，在醫師紛紛退守到「明哲保身」的醫療態度後，病患就會自食惡果了！

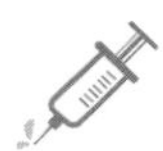

但是，有弊就有利，誰會從中獲利呢？答案可能是：法官和律師。哈哈～～

後記：事件發生之後，在臉書上有人發起連署支援朱醫師行動。雖然這不是值得特別標示的重點，但我想說的是，這些事件只是醫療風險中的冰山一角，這座冰山什麼時候會被壓垮，就看人民的知識水準和道德力量什麼時候會完全崩潰。

女性，請一定要了解自己的生理週期；女性身邊的男性，
也請要多多關心她的生理週期。

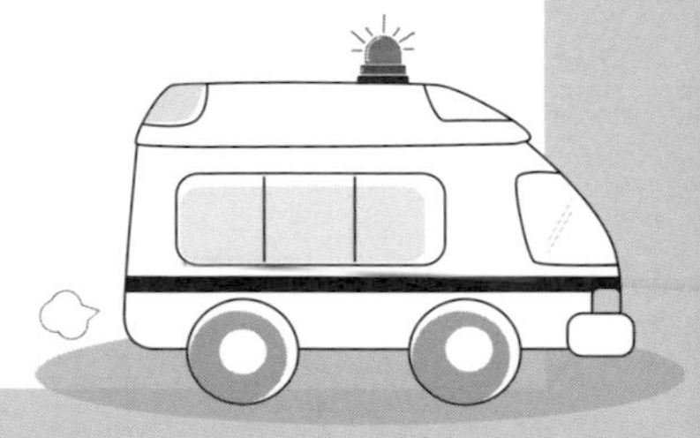

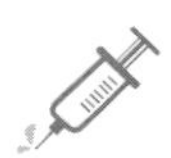

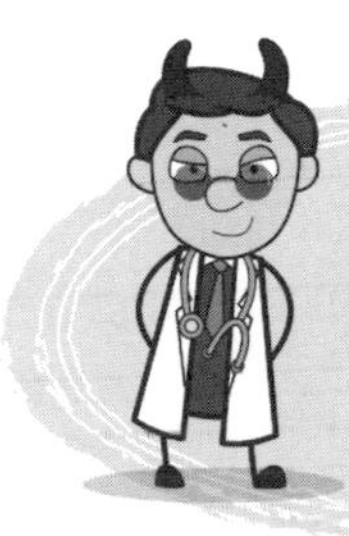

請問……妳有懷孕嗎？

在醫院工作，只要遇到育齡婦女，在照 X 光前，一定要先確認該女沒有懷孕；即使是 50 歲的女性，只要還有月經的，我們都還是要問一下：「請問妳有懷孕嗎？可以照 X 光嗎？」

當年在實習的時候，總是會有前輩不厭其煩地對我們諄諄教誨，講述某女子在醫院生下智障兒，如果不甘願承認是自己的基因作祟，或是懷孕中亂吃藥，那麼就會提出「一定是因為懷孕早期被某某醫師安排照了一次 X 光……」，所以導致胎兒基因受損；若是該醫師又無法提出「他已確定病人當時沒有懷孕，所以才開立此檢查」的證據，那就有可能是一樁醫療糾紛了。（但其實後來已證明，一次的 X 光劑量就影響胎兒的機率是非常非常低的。可是，大家還是盡量避免。）

為了不要莫名其妙地產生醫療糾紛和賠錢，於是我們也都恪遵此原則：對所有育齡婦女通通都要問懷孕與否。

怎麼問呢？最傳統、最常用的就是問「前一次的月經時間（LMP:last menstrul period）」，用這時間去推算她們是否在安全期內。但很神奇的是，不知道到底是問到爬帶婆（註一），還是她們覺得不好意思回答；又或是真的容易忘記這種日子，我問 100 個女性，往往有 80 個告訴我「不知道」，或是「忘記了」，逼得我還得幫她們複習一下，「這個月的來了沒有？」或是「上個月是月初，月中還是月底？」若還是不確定的，就只好驗個小便檢查一下。當然，那些不確定日期的，最後驗出來的結果，幾乎百分之百都是陰性（沒有懷孕）；反而是一些會支支吾吾的腹痛患者，偶爾會很意外的出現陽性（懷孕了）！但，陽性之後的結果，是皆大歡喜，還是一場家庭紛爭？則因人而異了。

記得有一次，我還是小 R1（第一年住院醫師）時，半夜來了一位十六歲的腹痛小妹妹，她看起來胖胖的，彎著身體哭訴著肚子痛（對於腹痛卻伸不直身體的，我們會特別小心，因為已經產生腹膜炎的機率很大）。我問她 LMP，她說忘記了。雖然才十六歲，外表看起來依舊稚氣十足，但按照前輩們的指導，我還是在打止痛針的同時，

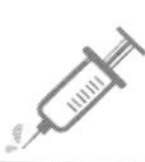

先幫她抽血、驗尿。沒多久，她媽媽來到護理站說：「我女兒說她肚子很痛！我看她那種痛法，很像是我以前要生小孩的樣子耶！」

說時遲，那時快，驗尿報告出來是陽性（懷孕了）！我趕緊會診婦產科醫師，結果竟然已經是 full term（懷孕滿周），當場就接生了……聽說母女倆還在產房裡大吵一架！我當時還真有點傻眼，「這裡不是很淳樸的鄉下地方嗎？她才十六歲耶！（註二）」

隨著時光流逝，我對於所謂的「鄉下人比較淳樸」的概念，一直不斷的翻新！

＊＊

有了幾次的經驗之後，我不再問 LMP 了（護理師還是會問，且會記錄），我都直接問：「請問，妳有懷孕嗎？」

這一來就簡單多了，大多數的女性都會直接說「沒有」；有些五十歲左右的婦女，甚至會很開心地笑著說：「怎麼可能啦，我都那麼老了！」通常我會微笑著再解釋一次，「只要是育齡婦女，就會有懷孕的可能。」我發現這樣一來，可以很快得到確定的答案，有時候也增進了一點醫病關係的和樂氣氛。

即使有些婦女會說：「我不太確定，可以驗驗看嗎？」也都讓整個流程變得順利多了，不用再「月中還是月底」地猜謎下去。

當然，這樣問也不是沒有凸槌過。

有一天晚上，來了一位打扮風塵味頗重的四十二歲女性，主訴是：晚上腹痛想吐。站在旁邊的是她先生，高大威武、蓄落腮鬍，看起來一臉的不悅（對！就是那種半夜得陪家人來看病，一副不耐煩的表情）。

當我問完症狀以及過去病史，再問到：「請問妳有懷孕的可能嗎？」

這四十二歲的紅拂女還沒開口，身旁的虬髯客竟大吼：「她有沒有懷孕，我們怎麼會知道？你當醫生的怎麼會不知道？還問我們！」

我愣了一下，心想：「又不是我害的，我怎麼會知道她有沒有懷孕？」

不過，當下還是一臉鎮定地跟他解釋，我們這樣問的必要性。

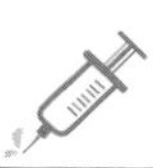

這個事件，直到紅拂女的腹痛解決了（最後診斷是一般腸胃炎），要回家時，虬髯客綳住的表情才鬆了下來，還跟我說了一聲「謝謝」！

還有一次，是一位喝了酒，過度換氣的年輕女性。

我問她男朋友：「她有沒有懷孕？」

「人都快喘死了，你還問這種問題！」她男朋友對著我吼。

在我解釋了對於過度換氣的治療藥物（鎮靜劑），有可能影響胎兒時，他才悻悻然地說：「她昨天那個剛來而已啦。」

隨著就醫次數多，現代人其實已經越來越可以接受「花一些時間回答醫師所問的過去病史，包括高血壓、糖尿病以及藥物過敏史」；對於育齡婦女被問到懷孕史，也大多可以平靜面對，據實以答。

我還記得一個很特別的例子，是一位學長看到的病例。

一位已懷孕二十幾週的女性，嚴重腹痛；經檢查之後，始終無法排除盲腸炎或腹膜炎。會診了婦科和外科醫師，最後在病人及家屬同意之下，做了電腦斷層……答案竟然只是「胰臟炎」！

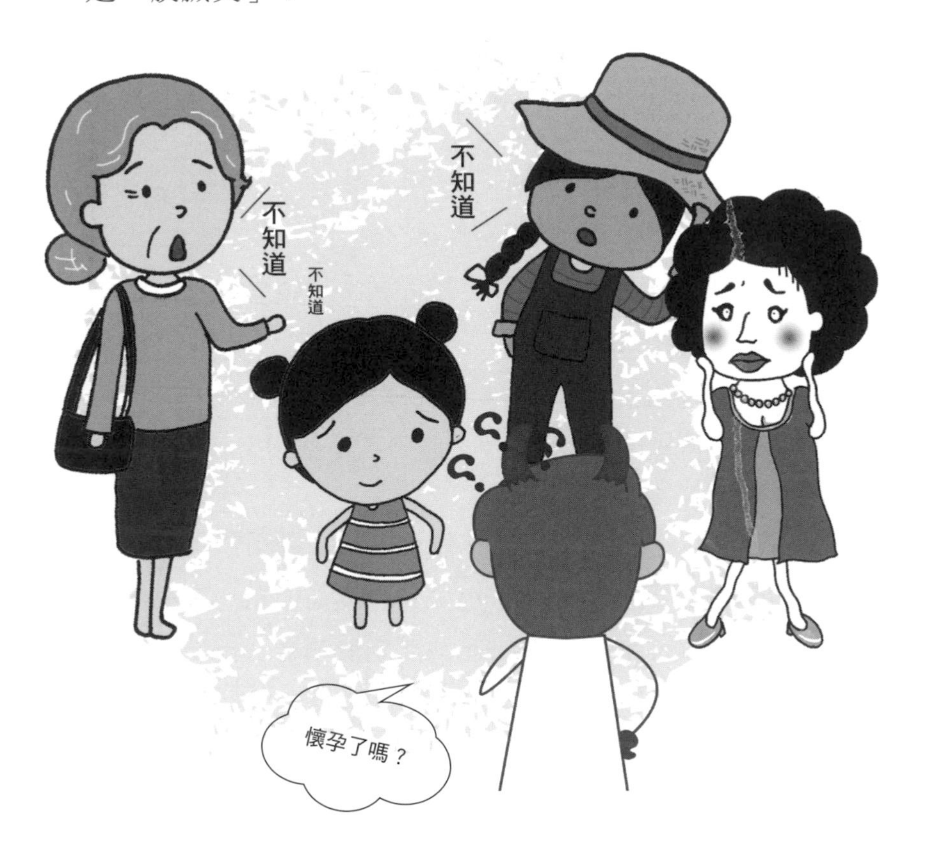

姑且不論抽血報告和電腦斷層的判讀是多麼不相容，但當看到胎兒鮮明的影像放映在電腦螢幕上，彷彿告訴我們一個血淋淋的故事。我自問在醫療生涯中，已經練就到

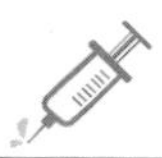

相當冷血了，可是那張胎兒在腹中的電腦斷層片（註三），不知為何，竟讓我有一種嘆息兼心悸的愕然……

請問妳有懷孕嗎？請熟知自己的身體，如實回答醫師的詢問（註四）。

（註一）爬帶：臺語中表示智能不好，笨笨的人。

（註二）這個 case 我自己覺得很糗的是，我在做身體檢查時，還有在她肚子壓了幾下，以確定疼痛部位。雖然她一直是彎著腰蜷曲在床上，但我竟沒有摸出來她是懷孕，還以為她只是個小胖妞！幸好當時只是個小 R1，才沒有被眾同事嘲笑。不過，畢竟是身體檢查沒做確實，才出這種烏龍，還是挺糗的。

（註三）一次「腹部加骨盆腔」的電腦斷層（加上顯影劑），其輻射線劑量，粗略估計就是一張胸部 X 光的一兩百倍以上。

（註四）九月份是有名的墮胎月，希望每年都能盡量少看到那種「告知她懷孕後，竟露出茫然及害怕表情」的小妹妹……

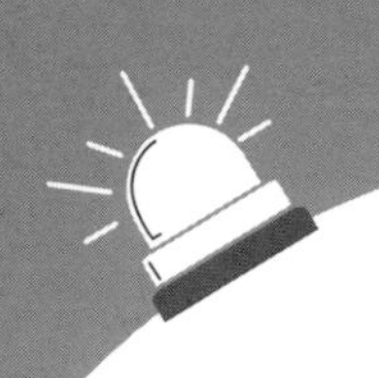

第三章 正經二百五篇

在急診發生的真實事件，往往比八點檔連續劇還犀利、還刺激！於是，急診醫師每天要跟一群死忠的牛肉粉絲們鬥智、周旋，還要故做鎮定地去面對許多光怪陸離的劇情！

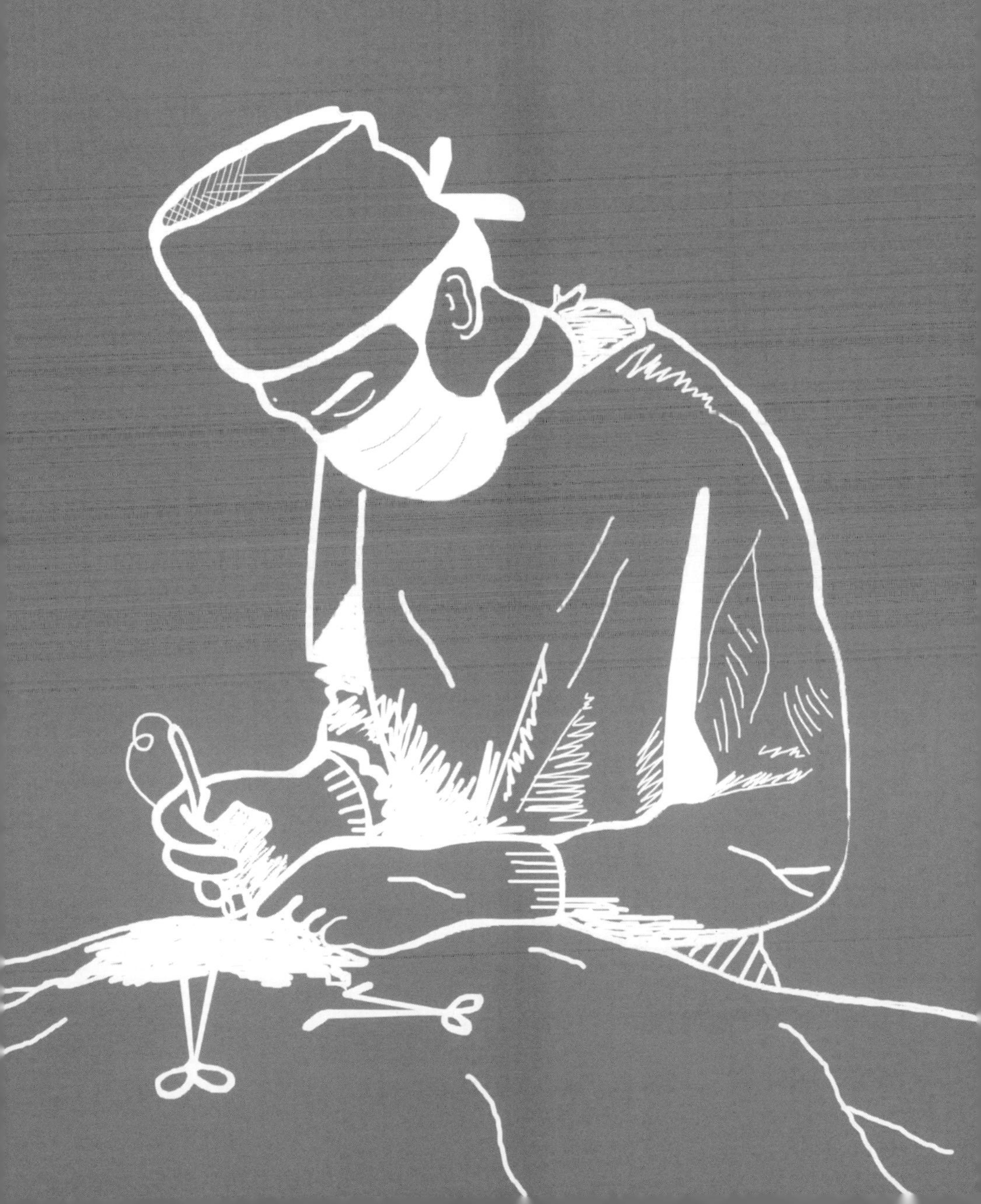

以前在學校念到「急診醫學」的時候，腦中幻想著以後我要救那些心肌梗塞、腦中風或休克的病人。等到真正成了急診醫師後，才發現每天都在跟牛肉粉絲們周旋……

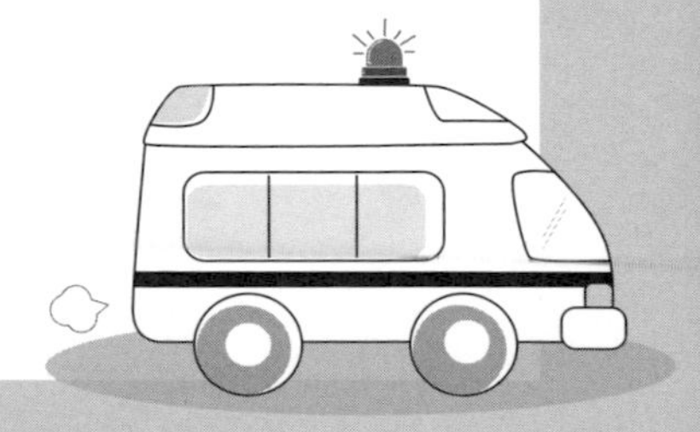

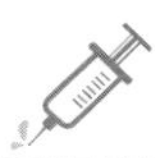

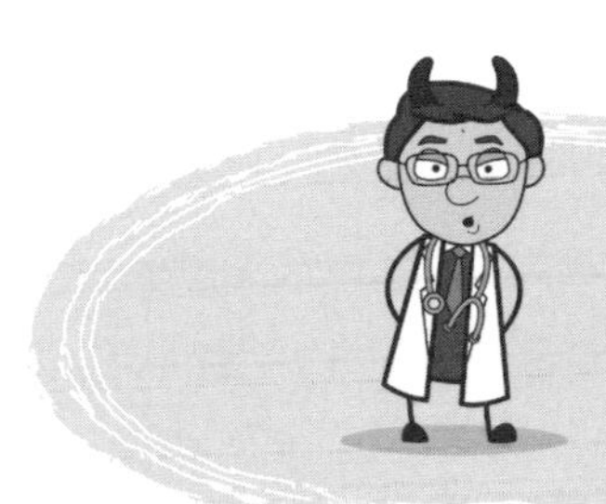

牛肉粉絲！

在急診室工作的人，都知道急診通常會有一些「粉絲」，其實就是急診的「常客」啦！這些粉絲當中，大概有百分之九十九點九都是跟情緒有關的疾病（通常我們稱這類病患為「牛肉西施」，來自於英文字“neurosis”「精神官能症」的諧音）；但其中一半以上，是真的領有「重大傷病卡」的精神病患。

這些病人大部分是「睡不著」，在家把安眠藥吃遍了都還是無法入睡，於是來急診尋求「一針倒地」。其次是精神病發作，要嘛大吼大叫被警察抓來，不然就是胸悶頭暈，一副「你不快點處理，我就立刻死給你看」的樣子。再下來就是過度換氣和恐慌症發作的病人，而這一族群的病人，通常病人與家屬都是我們背後抱怨或碎碎念的對象。

睡不著的病人通常比較好溝通，打了針之後，大部分都可以乖乖地睡著；但也有功力很強的，打了六七支針還死不肯倒的，總是苦著一張臉，提著點滴瓶過來說：「我還是睡不著啊～～」不過，這類病人至少不會有暴力傾向，所以有時候還可以跟他們曉以大義，請他們再等一下，等藥效發揮了，或是等我們處理完其他病人了，再幫他們解決問題。當然，如果他們終於甘願了，自己睡著，那是最好；然而，常常最後都是我們投降——唉，再追加兩支針吧！

＊＊

安靜的病人還好處理，有些會大吼大叫、歇斯底里的病人，通常功力反而比較差，大部分在兩針以內一定可以倒；但是麻煩的在後面，等她醒來後，要怎麼安置呢？

在宜蘭這裡，我們有專屬的精神病患責任醫院，可以讓我們轉介「需住院進一步治療」的精神病患過去，不過前提是「要正常上班時間」，只要是假日或半夜，他們一概會說「我們現在沒床」，或者是「我們今天沒有醫師值班」……所以，常常等病人被打倒後、警察杯杯逃走了、家屬也一哄而散（或根本連來都沒來），接下來就是「等」，等時間到了，列入交班。不過這一類病人在醒來後，大部分情緒會穩定下來，可以正常跟你對話，通常經過一番「懇談」之後，很多病患最後還是會心平氣和地讓家屬帶回家。

功力最差的，就是過度換氣的病人。來的時候鬼吼鬼叫的，呼喊著喘不過氣來，胸悶快要死了……家屬也會跟著對我們怒吼，好像他的家人萬一喘死了就是我們謀殺的！但是一旦確定診斷，這種病人只要一針（或甚至半針）就可以打倒。只要病人一倒，通常家屬就會甘願地坐在一旁等候，這時候我們才能好好地跟家屬解釋，並獲得家屬的認同！

當然，我們也有「很乖的」的病人。

為什麼說他們乖？

因為他們個性溫馴，不吵不鬧，只要看到醫師幫他打了一瓶點滴，就會很安靜地躺個幾小時，醒來之後，還會來跟你報告：「醫生，我好了，我要回去了。」我常覺得這一類病人，可能是來醫院尋求一個安心的，或許也是找一個「周遭有人氣、有安全感」的環境吧！當然，他們的潛在問題還是精神病。

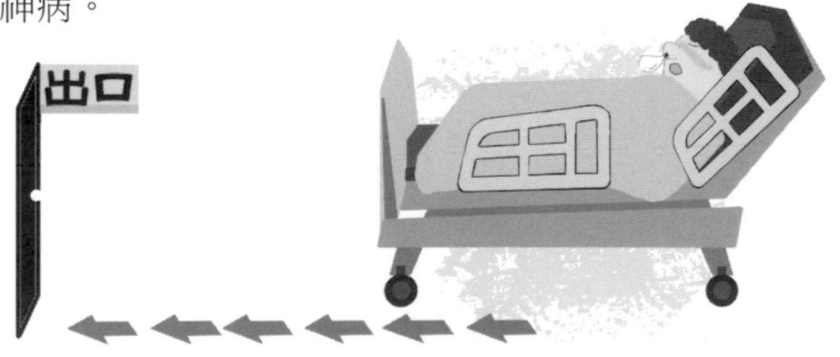

至於酒鬼……唉！我常常會跟護士開玩笑說：「妳在地上畫個箭頭，等他醒來後，讓他自己逃走吧！」

這話聽起來也許好笑，但我覺得，我們真的浪費好多社會資源和醫療資源在酒鬼身上。這種病人，來的時候大吼大叫，完全不可理喻！待清醒之後，好一點的會來跟我們道謝才離去；但也有些人竟然會自己拔掉點滴，趁我們不注意時偷偷跑掉，弄得掛號室同仁還要去追帳追健保卡，真是造成急診許多的麻煩和困擾。

＊＊

話說回來，既然叫「粉絲」，就真的會有些忠貞的顧客，一個月可以來急診十次以上的。有些甚至和我們像老朋友一樣，一來急診室就呼喚你的外號，好像我們跟他很熟似的！（不過，也真的算滿熟的啦！唉，真是欲哭無淚！）

還有更妙的，有些人會先打電話來探問他所「習慣」的醫師今天有沒有上班，才決定要不要來急診掛號。每次遇到這類粉絲，我們也只能苦笑，半開玩笑半生氣的說：「齁～～你又來了！」通常這一類型的粉絲，會自己去找「他的床」乖乖躺好，你也不用跟他多說什麼，就是設法把他打倒，他

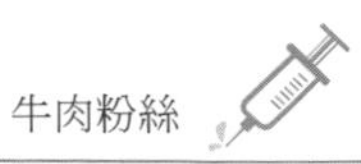

就甘願了。有時候想想真的很好笑，這樣的醫病互動模式，似乎跟當初在學校學的完全不一樣！當年在學校學「急診醫學」的時候，明明說的是要診斷諸如像：急性心肌梗塞、動脈剝離、急性中風、多發性創傷跟腸穿孔等等嚴重且緊急的病呀，怎麼現在卻……

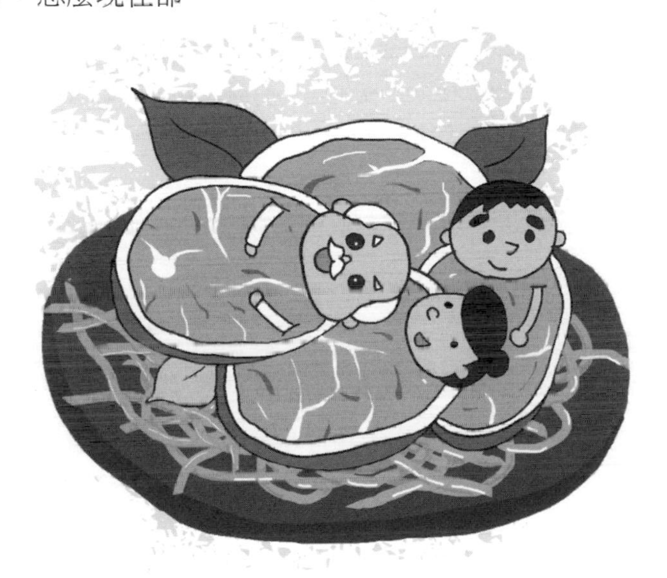

這些牛肉西施們，不論男女老幼，常常如雪片般地湧進急診室，這也是我當初選科時從沒想到過的「遠景」呢！曾經有個學長在我顯出不耐煩的時候，跟我說：「你就把他們想成是錢，一個一個的錢跳進急診室來，就不會覺得不耐煩了。」

我還記得當時的回答：「學長，我是住院醫師，領的是死薪水，病人多，我又不能多賺錢，這樣會很不甘願啦！」

幾年後，我升上主治醫師，有機會領取病患抽成獎金時，卻發現這些病人大多數領有重大傷病卡，看病都有減免，健保的點值非常低，所以我還是賺不到什麼錢……只是沒想到，我的耐心卻變得比較好了，也不再常抱怨，這是我以前年輕時根本想像不到的自身變化。

至於還有些非牛肉的粉絲，只是依賴急診的「快」而來，這是健保制度下的畸形醫療速食文化，就不在此討論了。

在每天都要接觸這些病人的急診室裡工作，有時候難免會想：「我們的精神科醫師，為什麼都治不好這樣的病人？」或者是，「這些人的家屬，為什麼這麼早就放棄他們？」

從一次又一次讓人啼笑皆非的情況中，有時候很討厭這種病人，因為他們令我有挫折感——為什麼老是搞不定他們？但轉念一想，又很同情他們，因為他們大多數人總是走不出自己的內心關卡；甚至他們根本不知道自己正在發病（我們所謂的「沒有 insight ——病識感」）。

不過最令人討厭的，是有些病人堅稱他們一定是心臟有問題，或是得了腦瘤，於是心電圖一次又一次的做；甚至真的有病人成功地爭取到做腦部電腦斷層！（我們的健保，就是這樣被蹂躪的。）在人權高張的年代，在醫師怕死、怕被告的法律制度下，我們正和病人聯手摧殘健保，不遺餘力！

粉絲文化，相信在台灣走急診的醫療同仁們，都深有所感！下次你去急診，如果聽到醫護人員背著你說：「這個是牛肉。」不要懷疑，恭喜您已經升格為西施了！

或許有一天，當所有民眾都把醫療當成是服務業時，醫療業者就會提出方案，讓自己有「服務業」的樣貌。

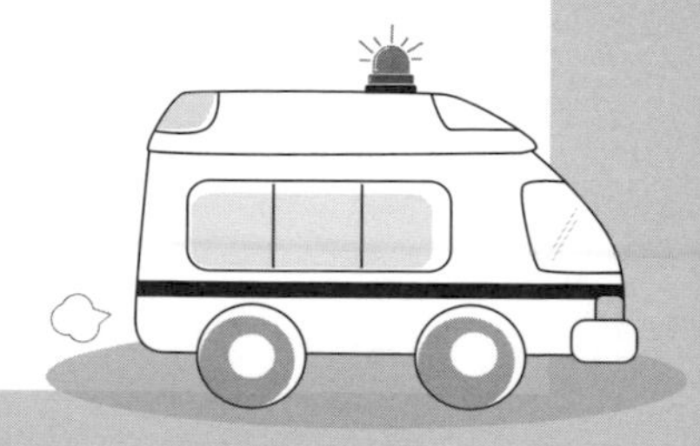

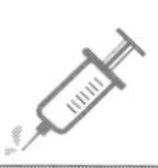

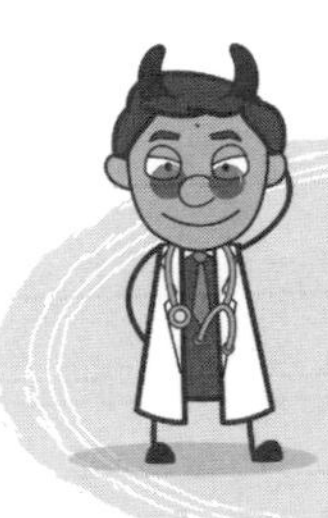

醫療服務業的速食文化

陳伯伯一向身體健康，無病無痛；可是今天早上起床後就開始拉肚子，腹痛如絞～～於是，來到了附近的大醫院急診看病。

甫一進門，就聽到一群護理師齊聲喊道：「歡迎光臨！」其中，笑得最甜美的小彤繼續說道：「先生，請至三號櫃檯。請問您要幾號套餐？」

「啊？」陳伯伯愣了一下，喃喃自語：「ㄟ～～，這是……」

話未說完，突然有位青年男子跑進來說：「啊～～我肚子很不舒服，趕快給我一個三號套餐！」

「好的，先生請來這裡，我幫您掛號點餐。」一號櫃檯的小欣招呼著。

青年男子逕自向小欣的櫃檯走去。陳伯伯看得是一頭霧水，抓抓頭髮說：「現在是什麼情況？」

小彤用甜美的嗓音回答：「衛生署現在規定(註一)，醫療屬服務業，加上民眾習慣什麼都要快，連看病也都越來越沒耐心等候，所以我們現在看病也都採速食文化模式了。」陳杯杯還沒回過神，小彤繼續說：「您如果是胸悶，就點一號套餐；頭暈的，是二號套餐；肚子痛，則是三號套餐；發燒，四號套餐……」

陳伯伯打斷小彤的介紹，忍不住叫道：「好啦！好啦！別說了，我早上拉肚子，現在肚子好痛，加上有點兒頭暈，那我要怎麼掛號？」

小彤微笑著說：「那您可以點二號加三號套餐，點兩個套餐還有九折優惠呢！」

在陳伯伯和小彤對話的當中，那青年男子已經量完血壓、心跳、呼吸及體溫(註二)；同時也掛號完成，先領了一些藥物和點滴瓶，然後就被帶進裡面的診間，只要等醫師看診，一經確診後，即可打針治療。

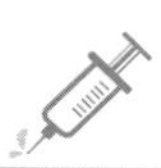

顯然，那位青年男子非常喜歡而且適應這種「立即性」的快感！

陳伯伯終於完成了點餐的掛號手續。此時，小彤護理師幫陳伯伯量測生命徵象，發現體溫是 38.2°C……

「陳先生，您有發燒喲！要不要加點四號套餐？第三份套餐有打七五折喔！」

陳伯伯只覺得全身痠痛，非常難過，不知道該怎麼回應，便急著說：「好啦！都可以，只要趕快幫我處理，什麼都好。」

於是小彤做好記錄，領了三份套餐所需的點滴和注射用藥之後，便廣播：「張醫師請至 6 號診間，有三份合併套餐一位。」

陳伯伯正要起身至診間，突然聽到救護車「喔咿喔咿——」疾駛而進。擔架迅速推進來一位中年男子，旁邊一位婦人哭哭啼啼地跟在一旁跑進來……眾位護士仍不忘大呼一聲：「歡迎光臨！」

此時救護技術員叫道：「快點！ CPR。」

護理師小芬上前拉住婦人說：「太太，請您先來幫他掛號。」

小欣立刻接手介紹：「來我這兒。請問您要幾號的 CPR 套餐？」

婦人一邊哭一邊說：「什麼東西啊？」

「我們的 CPR 套餐，一號餐是傳統 CPR，收費 800 元；二號餐是高品質的 CPR，收費 2000 元；三號餐是即刻且高品質的 CPR，收費 4500 元。」

婦人完全不知所云，哭著說：「妳們就用最貴最好的那個啦！」

小欣立刻廣播：「CPR 三號套餐，CPR 三號套餐。」

才一廣播完，旁邊一個小門開啟，跑出兩名醫師和兩位護士，推著病床進急救室。

一旁的陳伯伯看傻了眼，不解地搔著頭說：「現在看病變成這樣了喔？」

「來～～」小芬甜美地說，然後用柔柔的手牽起了陳伯伯，一邊帶著他走進第 6 診間一邊解釋說：「這都是為了因應時代的變化，我們醫療人員總也要有所改進啊！」接著又說：「小心，您肚子疼，走慢點兒。」

在她小手細心的牽引下，陳伯伯突然覺得自己的肚子好像沒那麼痛了！他不知道這是腸胃炎本來就會有的「陣痛」現象，還喜孜孜地跟小彤說：「我覺得這樣的服務品質好多了！妳看，妳們這樣親切的態度，我都覺得病好一半了呢！」

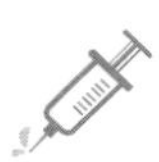

小彤微笑著把他引進第6診間，心想：「三個套餐加起來，打折後也要7200元，再加上健保申報的診療費和藥費，算一算，一個腸胃炎應該就要花到一萬元左右，這還不包括最後結帳時要另外收取的10%服務費，以及額外15%的夜間加成費。花這麼多錢，您老當然要好好享受了！」

在健保署不敢調升健保費，醫護人員又不足的情況下，卻又要求醫療品質的改進，還妄想把醫療當成服務業，導致醫院採取「服務至上，收費第一」的政策來應對。

上述劇情雖然只是狂想，但在制度不完善的狀況下，想要有好的醫療品質又要快速的服務，最後結果就是民眾自己要付出代價！

(註一) 現在衛生署已改名為「衛生福利部」了。

(註二) 血壓、心跳速率、呼吸和體溫，又合稱為「生命徵象」；也有加上血氧濃度成為五項的。

一般人可能想像不到，在急診室工作，竟然「每天」都會接觸到警察杯杯……他們的際遇，時而令人同情，時而令人感嘆！

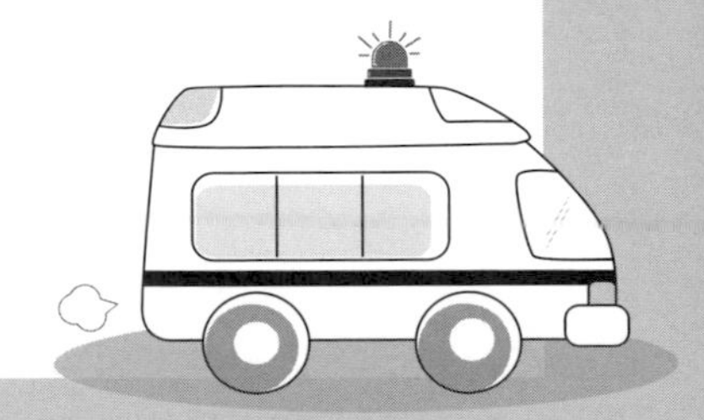

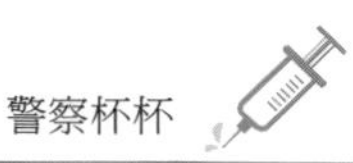

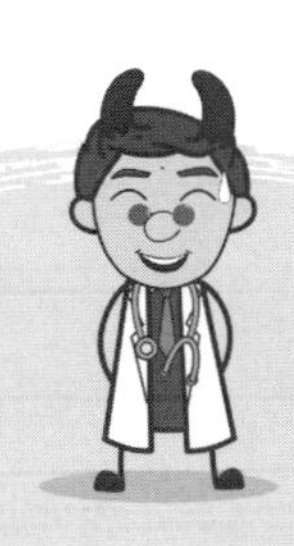

警察杯杯

在急診工作，一定會常常接觸到警察人員。其中最大宗是因為車禍傷患，交通警察會來醫院做筆錄和酒測並釐清案情；其次應該算是打架或槍傷患者，不僅警察，甚至連刑警都會來問案發過程；再來就是情緒失控的精神病患，在警察的戒護下被押過來；另外有少數則是因為家暴案件，警察來了解內容，或是靖廬收容所裡的非法偷渡客生病了，被押送就醫。比較奇妙的是，在有流氓地痞來急診鬧事時，他們反而不太會出現；不然就是等吵鬧事件結束了才出現！（時間點總是抓得很準呀！）

日積月累的，在常常與警察人員接觸下，難免就會有一些恩怨情仇發生。我常戲稱是急診版的《書劍恩仇錄》（註一）。

依我個人經驗，我最不喜歡有些交通警察一副要「丟掉燙手山芋」 的態度。主要是因為車禍傷患都要進行酒測，交警若當場給傷患做的酒測是陽性，就必須要將傷患以現行犯立即逮捕；此時若傷患因傷重必須留院處理或觀察，他們就得跟著留下來「監視」，也就是說，他們不能離開醫院了。於是，很多交警就會以「現行犯」這個名詞，半威脅半利誘傷患不要做酒測吹氣，改用抽血來檢驗酒精濃度；因為抽血檢查，他們可以等晚一點再發公文來拿報告，接下來的案件處理就跟他們無直接相關。

問題來了，要用抽血來驗酒精濃度的方式，傷患必須要符合「意識不清」，或是臉上「有導致無法吹氣的明顯傷痕」，又或是肇事兩造拒絕做警方的酒測吹氣，才可以進行醫院端的抽血檢驗。

但是，如果傷患意識清楚，臉上也沒有導致無法吹氣的明顯傷痕的話，健保署往往就會把我們的血液酒測這一項刪掉；一旦被刪，就要加重 180 倍的處罰！於是，在急診就會出現交警和我們爭論，「為什麼不給傷患抽血做酒測」這樣的奇怪口角。

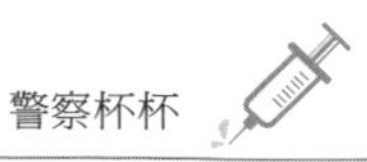

通常在我方論點充足的激戰後，有時就會開始聽到警察杯杯說：「啊～～可是我忘了帶機器來欸！」或是「機器有點問題，你們就抽血嘛！」等等裝肖為兼五四三的理由，讓我有點兒哭笑不得。真不懂這些警察杯杯是想要怎麼樣？有事故不是就該處理嗎？不是能省則省，把責任都推給醫院吧！

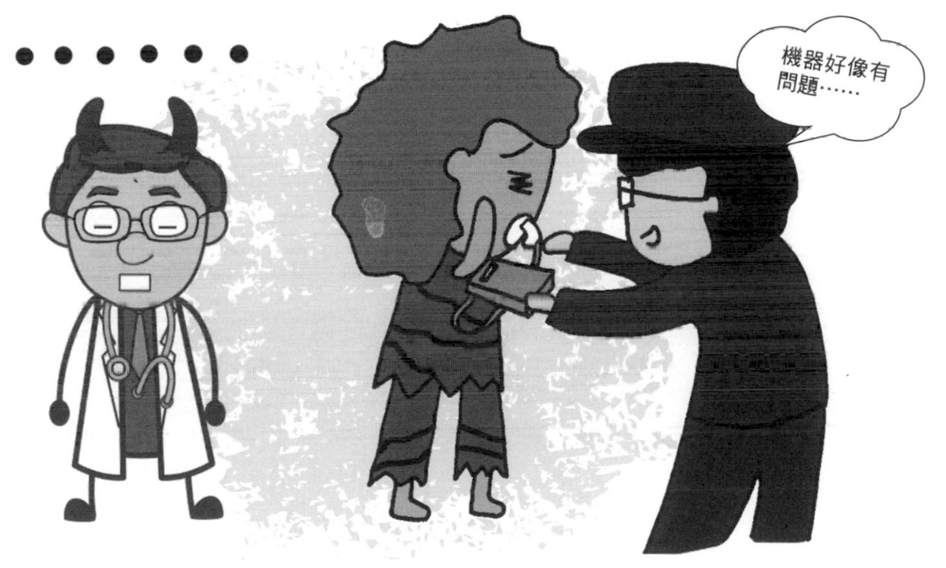

基本上，我對於酒駕的人，是一點同情心都不會有！尤其那些因逞一時之快而酒駕肇事的人，傷了別人，甚至毀了別人全家，來到急診還會大吼大叫……我不知道撇開「醫師」這個身分，我還有什麼理由給這些酒鬼好臉色？而有些交通警察，怎麼可以因為想減少「現場留置陪伴」的人力負擔，就讓肇事案件拖延呢！？當然，這樣的警察杯杯是極少數，但每當遇上了，就得多花不少唇舌在這種事情上。

對於躁亂的精神病患，我是滿同情警察杯杯的。他們常常很無奈的陪在一旁，幫我們抓那些張牙舞爪的病人，直到我們把病人打倒，他們才如釋重負的「逃走」。（真的是逃之夭夭呀！因為後面再怎麼 call 他們，打死都不出現。）於是，我們就得自己去找到家屬，或是給病患轉院，脫手掉這顆山芋。

至於打架的傷患，如果有警察杯杯在急診室出現的話，通常雙方的氣焰會比較收斂一些。說真的，這時候他們就很有「人民保母」的光輝，對一旁嚇到皮皮剉的我們是很有幫助的。（雖然我覺得，若雙方再打起來，現場只有一兩個警察杯杯的話，可能也是無能為力。）

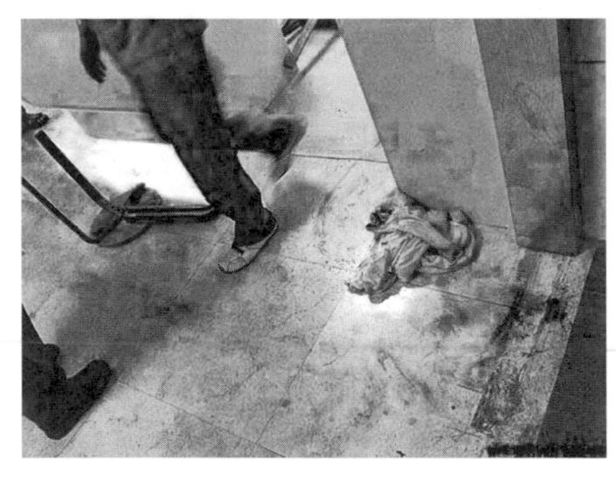

▲ 這張照片可看到滿地剛擦過的血和斷掉的椅子……因為鬥毆的第二現場就直接發生在我們急診，武器則是急診室的椅子和點滴架！

我一直都希望，急診同仁和警察杯杯能和平共存；不過，基於工作和立場的考量，有時候難免會有衝突，畢竟，在「保護自己」的現代觀念下，大家都希望多一事不如少一事。但，我的大原則依舊是：傷患要處理，流程要順暢，壞蛋要伏法！

另外希望酒駕罰金再提高，罰責更嚴厲！啊，還有，酒駕不准用健保，全部自費啦！

(註一) 書劍恩仇錄，是金庸的知名武俠小說，在此借用「書」和「劍」兩個字，來比喻醫師和警察的文武之別。

社會上發生的真實事件，往往比八點檔還犀利，還刺激！
而當這些劇情在急診室上演時，往往令人哭笑不得。

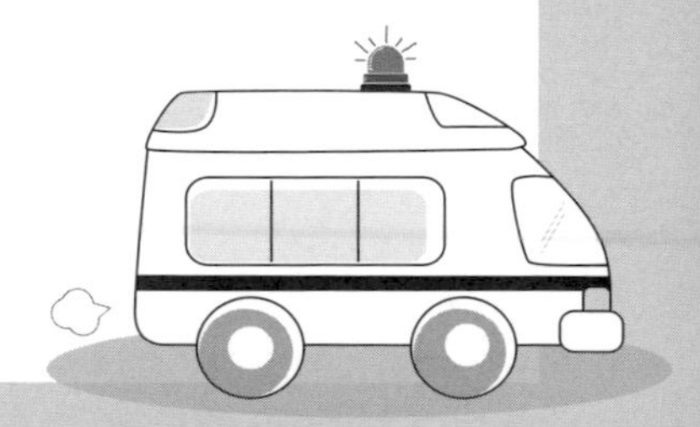

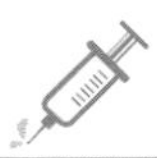

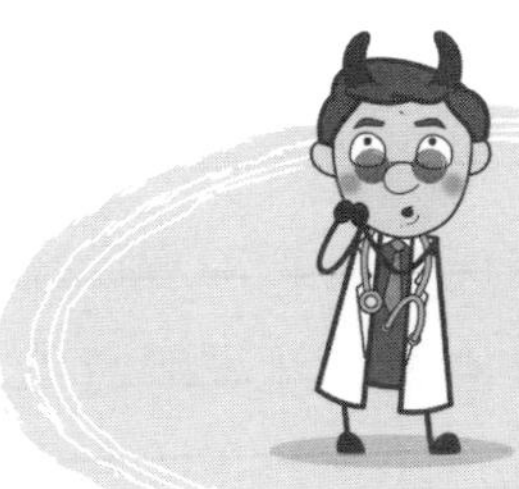

雨夜中的偶像劇

星期日的夜晚，大雨依舊下個不停……當急診室正陷入兵荒馬亂之際，突然一通電話打進來……「兩分鐘後，轉送一名車禍患者。」奇怪的是，這電話是從警察局打來的，不是救護人員從廣播器上呼叫的。風醫師和幾位護士雖然覺得詭異，但手上還有好幾位病患要處理，也就不以為意。過沒多久，就聽到警鳴器響起，只見兩位警察扶著一名壯漢從警車中下來，壯漢坐上輪椅被推了進來。

跟在壯漢身邊有一位身材嬌小的長髮女子，進來醫院後一直不停地向警察道歉：「對不起，對不起……不好意思！」同時，也不時地安撫那名壯漢，「你放輕鬆一點啦，別這樣！」那名壯漢雖然長得一臉橫肉，卻是滿面驚恐，不停地大口呼吸，直說自己喘不過氣來，全身很麻又很痠痛。

風醫師上前詢問病史，壯漢不說話，嬌小女子也沒回答，只說：「他可能情緒有點激動……」風醫師再問警察先生到底是什麼情況？他們還是只回答：「你幫他檢查一下，看身體有什麼狀況。」沒有人要說出主訴。經過檢查，壯漢所有生命徵象都正常，血氧濃度 100%，呼吸聲正常，身體也沒有腫脹或傷口。

這下風醫師有點不高興了，這些人是來亂的嗎？於是招招手，請警察到一旁說話。原來是這名壯漢酒駕肇事，被抓到警察局問筆錄，就在詢問當中，突然說自己很喘，全身都麻掉了，身體又很痠痛，快死掉了……警察不得已，才趕緊把他送到急診室。

風醫師說：「這有可能是歇斯底里發作，不然我幫他打個針，放鬆一下好了。」不料，壯漢竟堅持不願打針。

風醫師便問：「那你希望我怎麼幫你？」此時，警察在一旁很無奈地攤著手，身邊的嬌小女子也仍一股勁兒地道歉，而壯漢依舊大口喘著氣。

正陷入僵局之際，風醫師準備離開要去處理別的病患，突然走進一名身穿黃色大衣的女子。

這女子一進到急診室，直直走向嬌小女子跟前，冷冷地

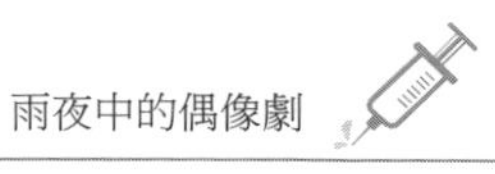

丟出一句話：「妳出去，這裡我來處理。」

「我在這裡，他才會心安。」嬌小女子不依。

「妳是什麼身分，留在這裡幹嘛？再不出去，我就把妳打出去。」黃衣女子勃然大怒。

嬌小女子也不甘示弱駁斥，「你敢打我？警察在這裡耶！」

這時喘著大氣的壯漢罵了一句：「妳們不要在這裡鬧了好不好！」

黃衣女子這時扯開嗓門喊叫：「姊夫，你別管。」然後轉身一把抓住嬌小女子的手臂，「妳真是不要臉，還敢在這裡下系下井！」邊罵邊使勁地要將她扭出去。

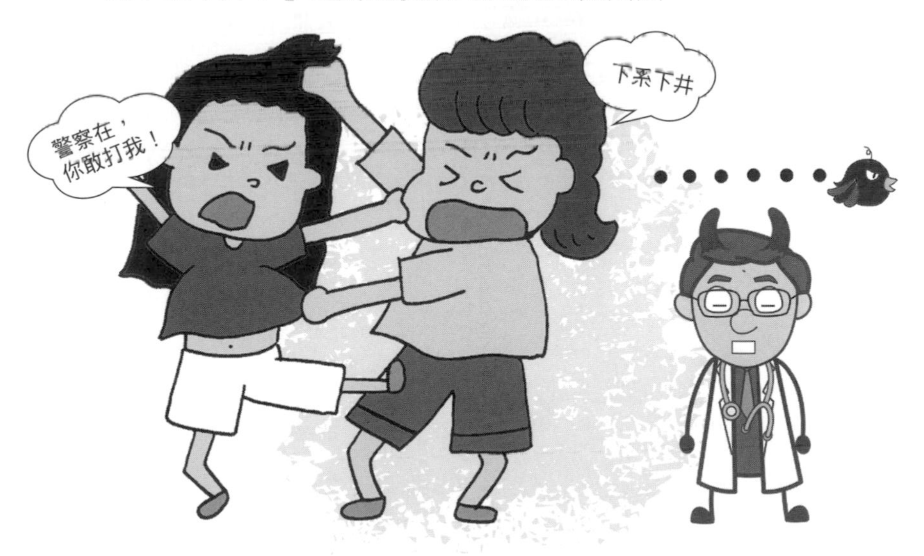

風醫師看著這一場鬧劇，心想：「敢情這是小姨子對付小三的劇碼！？」心中不免抱著看戲的想法，暗笑，「之前只有犀利人妻，這回，連小姨子都犀利起來了。」

接著只見二女扭打成一團，嬌小女子吃虧在個子小、頭髮長，被那黃衣女子抓得「啊——啊——」的大叫，毫無反擊之力。一旁的兩位員警連忙上前阻開二人，在一陣叫囂中，將兩名女子都抓了出去。

壯漢看到這番景象，趴在床上用雙拳猛Ｋ自己的頭，口中不停地「喔——喔－－」的亂叫。

風醫師見護理長張大了嘴楞在那兒，便走過去拍拍她的肩說：「我先把藥開好，等下妳把這病人結帳，讓他帶些止痛藥回去就好了。」

護理長這才回過神來，手指著門口說：「可是，剛剛打架的那兩個女的呢？」

風醫師聳聳肩，笑笑說：「我們能怎麼辦？我們只負責醫療。這男的沒受傷，沒有哮喘，血壓也是正常的，其他的……就不是我們能管的了！」

風醫師原本以為這只是單純的酒駕，才引起病人「裝瘋

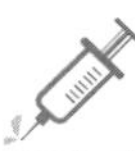

賣傻」，因為這種情形在急診很常見，肇事者為了表示自己也是受害者，往往會說自己頭暈、胸悶或想吐，希望藉由身體的不舒服來避開警察的酒測，或肇事受害者的打罵。但今晚這雨夜的情節，原來背後還有「小三不小心被曝光」的故事，風醫師不禁暗忖：「一個酒駕，還把小三給抖了出來，這肇出的事可真不小呢，難怪要過度換氣了！」再回頭看看那名壯漢，風醫師搖搖頭，緩緩走向另一區繼續去看別的病人。

大家都覺得「關說」是不好的行為；可是，當遇到狀況時，大家都會很想藉由關說來得到一些便利或好處……這就是現實社會！

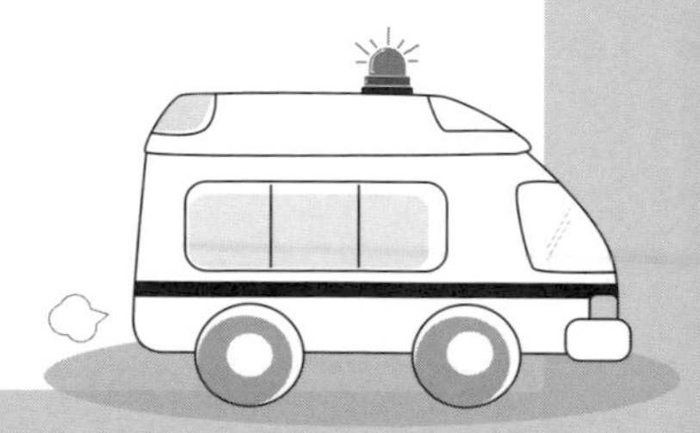

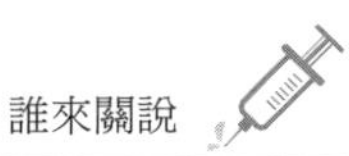

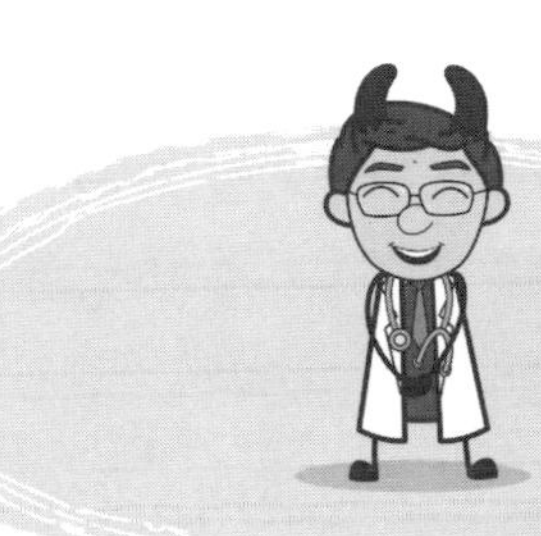

誰來關說

周醫師正在聽一名中年男子的主訴……

「我們員工旅遊到高雄玩，第二天早上我就突然抽筋，失去意識，被送到高雄榮總才醒過來。他們把我收住院，做了電腦斷層，然後叫我回來這裡做腦電波。」病人旁邊圍了 3 個同事，七嘴八舌地描述五天前在高雄發生的故事。

周醫師仔細問了一些發病過程和過去病史，說道：「這樣看起來，我覺得你這是『酒精戒斷症候群』呀！你在高雄榮總的時候，有聽醫師說過這個名詞嗎？」

「有啊！」病人回答，「可是他們沒有在第一時間幫我做腦電波，所以我要回來這裡住院做檢查。」

病人一副理所當然的表情，讓周醫師苦笑了一下，「這種狀況，通常在七天後就會慢慢消失，但前提是你不能再喝酒了。以後只要再喝酒，這個惡性循環就又會開始。」頓了一下，接著又說：「住不住院倒是其次，重點是要戒酒！」

「可是，我們是來給他辦住院的欸！」旁邊朋友們爭相說道。

這時其中一位友人的手機響起，那人說了幾句話後，便將手機拿給周醫師說：「對不起！醫師，有人要跟你說話。」

周醫師拿著手機「喂～～」了一聲，只聽見電話另一端傳來一個大辣辣的女子尖聲地說：「張醫師啊，我是董事長夫人的妹妹啦！現在這個病人馬先生是……」

對方話還沒說完，周醫師就打岔說：「妳弄錯了，我不是張醫師。」

那女子愣了一下，繼續問：「啊～～那……張醫師呢？我要跟他說話。」

「這裡沒有張醫師，妳查清楚了再來問。」周醫師冷冷地說完話，便將手機還給那位朋友。

他轉身對病人說：「我會先幫你做一些初步的檢查，如果有需要，會再安排你住院做進一步的檢查，好嗎？」病人和朋友們都點頭同意。

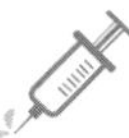

周醫師在開立檢查單之後，隨即聯絡神經內科的醫師，在跟他說明病人的狀況後詢問：「高雄榮總的轉診單上也是寫酒精戒斷症候群，我不知道你要不要收？但剛剛有個號稱董事長夫人的妹妹來關照過了。」神經內科的醫師一聽，便說要先來急診看看病人再決定。

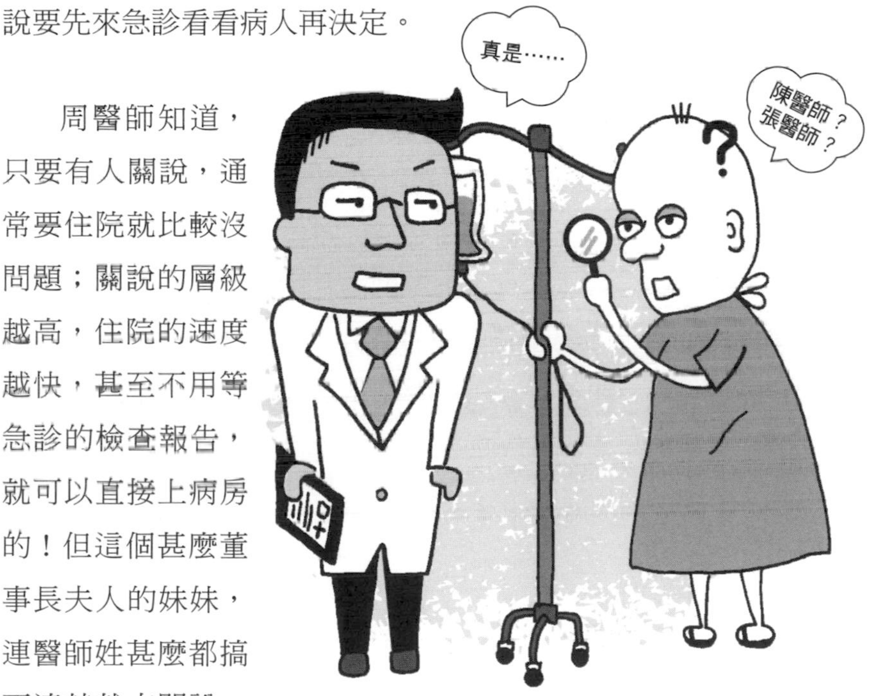

周醫師知道，只要有人關說，通常要住院就比較沒問題；關說的層級越高，住院的速度越快，甚至不用等急診的檢查報告，就可以直接上病房的！但這個甚麼董事長夫人的妹妹，連醫師姓甚麼都搞不清楚就來關說一通，未免也太過分了吧！甚至連「急診室根本沒有姓張的醫師」這件事都搞不清楚，就自己打電話來關說，真是沒禮貌！

心裡才這樣想，立刻又有一通電話打進來……「周醫師，我是院長室的莊祕書，聽說有一個從高雄榮總轉回來的陳先生，我想讓他……」

聽到這裡，周醫師忍不住打斷他：「這位莊祕書，你要關說至少也查查清楚吧！這病人姓馬，不姓陳。」

「喔，那我大概聽錯了！這病人要請你先安排他住院。」

「我已經聯絡神經內科醫師了，他要先來會診看看再說。」周醫師說明情形後，忍不住地繼續說：「還有，你們以後要來關說，至少先弄清楚病人是誰好嗎？不要別人一拜託，你們就不分青紅皂白地來關說住院，尤其你也知道，董事長的朋友很多都是一些地痞酒鬼，或垃圾混混，沒幾個像樣的東……」說到這兒，周醫師突然驚覺，自己是吃人頭路的，怎麼可以講出這個祕密呢？於是立刻住嘴，把這些平常同事之間討論的話題給吞下肚去。

大家都知道董事長的朋友多是三教九流之輩，但說歸說，只要那些人一來，打著「我是你們董仔的朋友……」，急診的醫護人員還是會表面上恭恭敬敬地接待。雖然有幾次董事長會打電話來說「那個人其實我也不是很熟啦，你們自己看著辦，該住院的才給他住院。」衝著董事長這麼平易近人的態度，跟員工說話也都和藹可親，大家對他的朋友還是可以忍耐一下的；但是這種「假院長室的某位祕書」，或是甚麼「董事長夫人的妹妹」的人，常常是狐假虎威，利用裙帶關係假傳聖旨，明明病人的狀況不嚴重，卻可以得到比嚴重病人還更快的住院流程！這一點，一直是周醫師很不喜歡的地方。

但關說文化是醫療界不可或缺的要素，畢竟醫護人員彼此之間也需要互相幫忙，誰也不能保證哪一天你需要別家醫院的同仁幫忙弄一張空床，或是多多關心自己親人一下……因此同事的親朋好友生病了，打聲招呼，總是可以得到比較親切且迅速的照顧，這是無可厚非的。最討厭的是那種根本八竿子打不著的關係，就貿然打電話來關說；然後在態度上，關說者無禮、被關說者大牌，這就會讓醫護人員發出如同周醫師之後的碎碎念……「我在這兒幹了快二十年，也是老鳥了，她卻連我是誰都還搞不清楚，就敢來關說，真是他奶奶的！」

已經不只一位身為老師的朋友跟我訴苦，說：「現代人師難為。」其實，我在醫院也遇到好幾次……老師，您真的辛苦了！

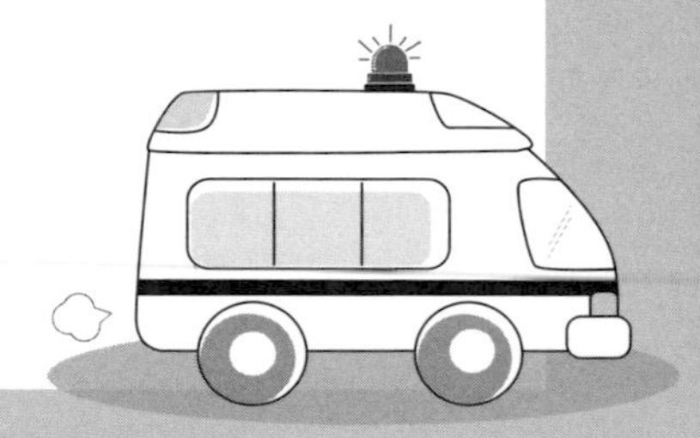

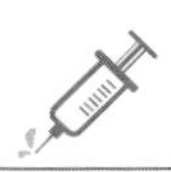

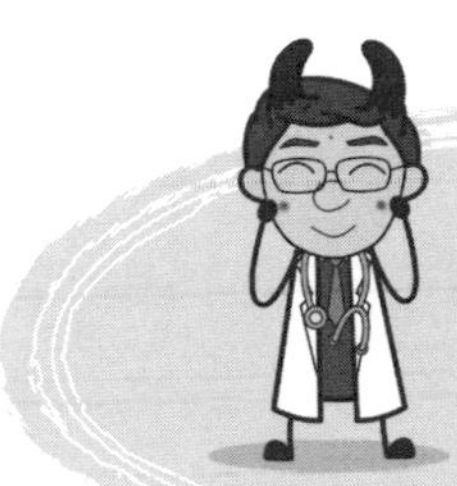

老師，您辛苦了！

前幾天寒流過境，好不容易今天突然放晴，病人立刻如雪片般地湧進急診室！機車騎士們也奮勇地彼此互撞，因此當花醫師和風醫師上班時，急診內外科同時忙到爆，大家都快抓狂了，卻誰也無法幫誰。

到了傍晚，花醫師的外科忙碌狀況略有好轉，於是過去內科幫風醫師的忙。但才看了兩個病人，就聽到一名男子在檢傷站咆哮：「我要來驗傷，我一定要告那個老師！」趨前一問，原來是他那八歲的兒子在學校裡調皮搗蛋，當天作業又沒交，於是被老師用木棍打了右手心一下，回家後痛到不能拿碗吃飯。

「老師打了他右手心一下……」花醫師聽了爸爸的敘述後，心中泛起了「小題大作」的想法，便試探性地問：「還是好幾下？」

爸爸很生氣地說：「他說打了一下啊！可是我兒子整個手都腫起來了，還黑青，剛剛要吃飯時連碗都不能拿了！」

花醫師拿起小朋友的手來看，兩手相比，右手掌確實是稍微腫了些，微紅，但沒有黑青或瘀血。於是，他做了些檢查，發現小朋友右手的感覺和運動功能都正常，握力也沒問題。

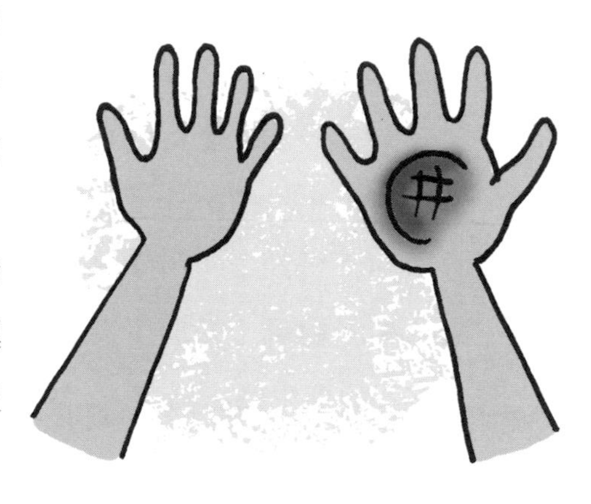

他問孩子爸爸：「你小時候都沒有被老師打過喔？這樣看起來只是輕微挫傷，很多人應該都有這種經驗吧！」

誰知這個爸爸一聽花醫師這麼說之後，氣呼呼地回說：「你怎麼可以這麼說？我以前就是被老師打，都不知道要做檢查，長大後兩隻手都不靈活，去做檢查，醫生才說我是小時候的舊傷引起的！我現在可不想我兒子也被這樣傷害。」

花醫師知道和這種爸爸無法溝通，便依照爸爸的要求幫

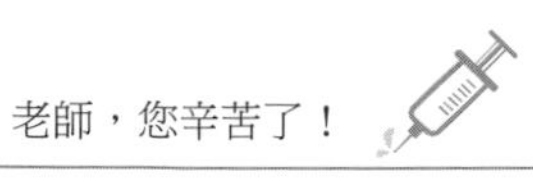

小朋友照 X 光，並用相機拍照略微紅腫的手掌。

X 光的結果，當然是正常，沒有骨折、沒有脫臼。花醫師解釋之後，語帶諷刺地跟爸爸說：「你要不要去跟老師說，以後請他不要碰你兒子啊！」

「我要告那個老師，傷害我兒子！」爸爸還是怒不可抑地罵道。

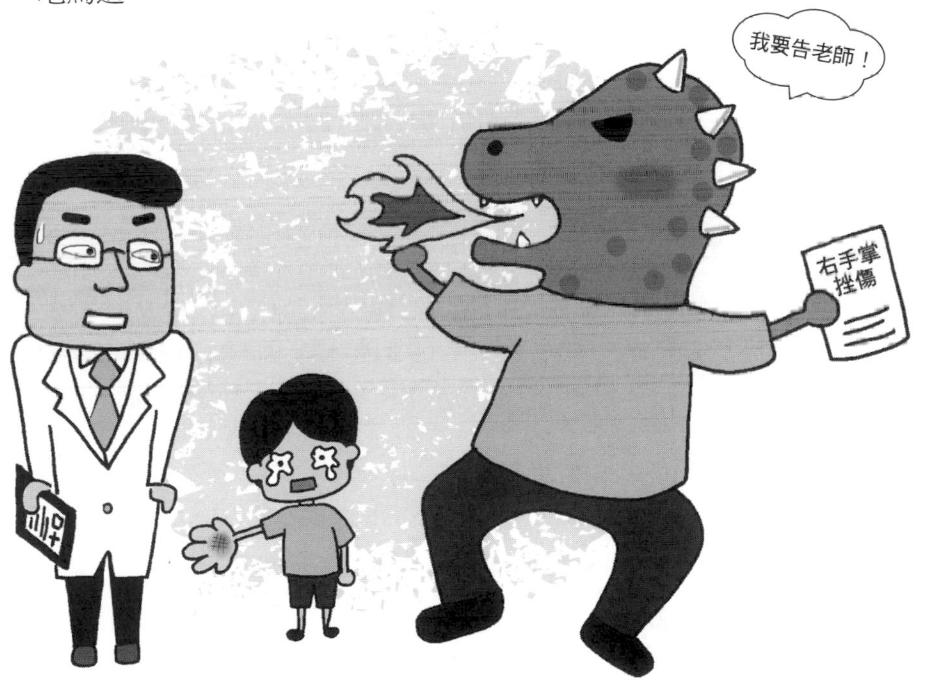

「可是，我們小時候也都常常被打啊，我還曾被打到竹子斷掉耶！」

「那是以前人笨，都被老師亂打。今天要是你兒子被老師這樣打，你還會這麼說嗎？」語畢，便帶著上面寫著「右手掌挫傷」的診斷書離開醫院了。

花醫師想到以前的人真的比較尊重老師，小孩子在學校被打，回家如果告狀，往往都會被家長再打一頓！現代父母則太保護孩子，只被打了一下手心，都不考慮是不是小孩犯了什麼錯，就先要告老師「不當處罰」。

雖然韓愈《師說》：「師者，所以傳道、授業、解惑者也。」亦即當老師的，其實不需要體罰學生。所以在花醫師兒童時期的那個年代，家長太過嚴苛和老師雙管齊下的教訓理念，的確讓當時的小朋友很受委屈；但現今的保護主義則又太過，親情凌駕學校教育，會不會又造成將來小孩的人格發展和是非觀念都扭曲了呢？即便不說將來，以現在的社會風情來說，老師的地位已經一落千丈，不再受到家長的信任與尊敬，連簡單的體罰都會被告，這樣以後哪個老師還願意教育學生呢？

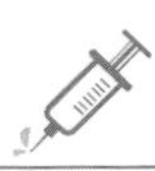

花醫師看著那位爸爸揚長而去，想起自己當年被老師打得那麼慘，不禁悲從中來，在急診室裡嚎啕大哭……「當年要是我每次被打就去告老師，那不知道可以賺到多少賠償金！？說不定老早就致富了，也不用現在這麼辛苦，還時不時要在急診室裡跟一群酒鬼瘋子周旋了！」

從高處墜落的事件，有的嚴重，有的輕微，有的弄假成真，有的似真還假……無論悲喜，都值得警惕！

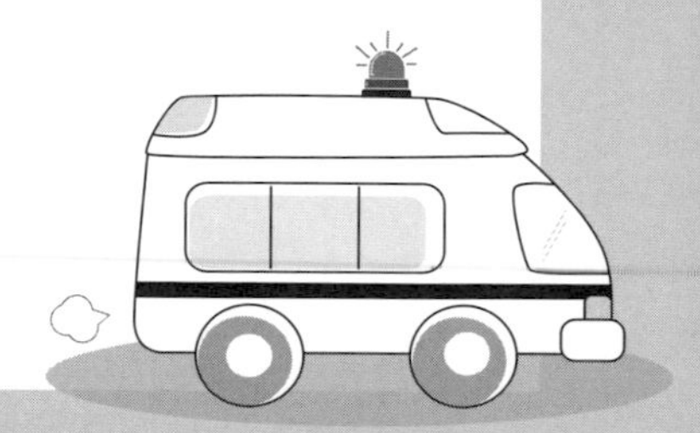

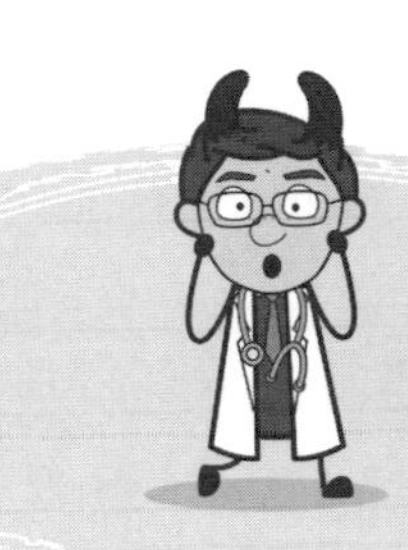

高處墜落

「你確定是從二樓『咚～～』的一聲跳下來？」我不可置信地問著病人。

這是一個四十六歲的中年女性－－劉小玲，她是急診室的常客，每次都是睡不著或是心情不佳就來急診打針的。（對！沒錯，她就是我們的牛肉粉絲之一。）這回她半夜來，本來主訴是說睡不著，心情不太好，有點兒想吐……因為大夜時的病人比較少，我可以有時間聽她絮絮不休，誰知，她接著說到跟先生又大吵一架，轉啊轉的，竟然冒出：「所以我就跳樓，從我家的二樓跳下來。」

「妳確定是從二樓『咚～～』的一聲跳下來？」依照我對她的熟悉程度，有時候我的用語會有點帶戲謔性，再加上一個跳下來的動作。

「對！」她表情認真地學著我的用詞，重覆了我的問話，「我就從二樓『咚～～』的一聲跳下來。」

聽了她的敘述，我很快地幫她做了身體的理學檢查。基本上是完全不相信她說的話，因為頭頸部、背部、臀部、雙腳，都沒有紅腫，也沒明顯壓痛。不過還是就她的描述，幫她照了「號稱疼痛部位」的X光……結果可想而知，骨頭都是完整的，而她也可以平穩地在急診室裡走來走去；最後終於在一針鎮靜劑下，心滿意足地回家。

不過，「高處墜落」這樣的事件，在宜蘭這兒倒不會不常見，我平均每2～3個外科班裡，就會遇到一位高處落下的傷患。就這點和同科學長討論的結果，一致認為，以前在醫學中心看到這種傷患比較少，一來可能是因為醫院地理位置上的缺點，所以外傷病患相對的就少；二來是因為在大臺北的公共安全防護，可能做的比較好。

在宜蘭這兒，常常家裡屋頂漏水或是要補修天花板，很多人都會自己上屋修理，別說安全索了，可能連梯子都沒有，往往就直接半爬半跳地躍上屋頂。於是不時可見從一層樓高，或甚至從三層樓高掉下來的傷患。

還有使用那種「人字梯」（這裡的臺語叫做「馬椅」）的，當要移動位置時，標準來說，應該是先爬回平地，挪動人字梯，再重新爬上去；但這裡許多工人或師傅，為了省時間，往往就雙腳夾住人字梯，平行地移動，於是，三不五時就會有「從人字梯跌落」的傷害發生；嚴重程度，就看人字梯的高低，以及墜落時撞擊的角度了。

至於跳樓自殺的人，在都市地區，可能大部分是嚇嚇家人，尋求一個關心和注意；在這裡，卻有可能是真的跳下來。最經典的，莫過於一位將近四十歲的王美女小姐！

這人是我們急診的無敵常客，幾乎每天都來！（對，又是一位牛肉粉絲。）有一次她和女兒吵架，於是爬上五樓的陽臺，揚言要跳下來。她女兒報案後，消防人員急忙一面架起充氣墊子，一面心戰喊話安撫她。不料，過了幾分鐘，她「咻～～」的一聲，從五樓跳下來，落在四樓的遮雨棚上；這位大姐很寶，竟然在遮雨棚上轉一圈後，繼續往下跳，落在還沒充氣完成的墊子上……結果腰椎骨折，下半身癱瘓；經過緊急手術及數個月的復健後，現在可以不用枴杖，自己慢慢行走了。

後來再問她，她很激動地說：「我看那個氣墊床明明就充好氣了，我才跳下去的；誰知道他們才充到一半，居然都不提醒我還沒打飽氣！」

天啊！原來是誤判充氣墊的烏龍鬧劇！因為那種氣墊在最初打氣時，中央會先膨起來，導致她誤判，以為已經充飽氣了！現在，她除了「睡不著」之外，又多了一個理由來急診－－背痛！這碗牛肉粉絲，看樣子有得吃了！

另外，常駐急診外科的同事告訴我一個神奇事件：

有一個男精神病患和女朋友吵架後，從三樓跳下來，落到一樓時，竟然沒啥受傷； 於是又走回三樓，再跳一次，還是好好的！最後，他總共跳了 5 次，才終於因為太累了，而坐在地上，由消防救護人員強制送來急診；經檢查，居然只有雙足挫傷，腳踝三角韌帶扭傷，完全沒有骨折，堪稱硬漢一枚呢！

當然，高處墜落，對急診來說也是挑戰之一；除了骨折之外，內臟破裂是我們最擔心的。我記得有一個病患是我交班給同科的學長，那位先生在工地中不小心跌下來，大約有兩層樓的高度（6 公尺左右）。第二天學長跟我說，切了電腦斷層後，發現傷患的左腎斷成兩半，由泌尿科醫師進去開刀治療，然後收住加護病房。

高處墜落這種傷害由於能量很大，所以常常會死傷慘重；尤其大部分是年輕人或中壯年人受傷，對國家戰力而言，損失更大。（天啊！扯到別的地方去了……）總之，提醒在高處工作者，安全措施一定要確實做好！除了圍欄、安全索之外，自己要隨時提高警覺；千萬不要喝酒，以免不小心墜落，從此人生變成黑白的。所謂「一失足成千古恨」，差相彷彿呀！

我們常講「家家有本難念的經」，可是，有些家庭，是全家都很難念的「叢書」啊！

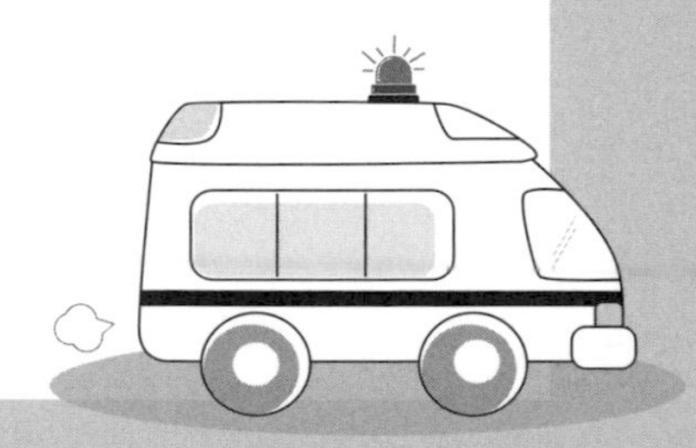

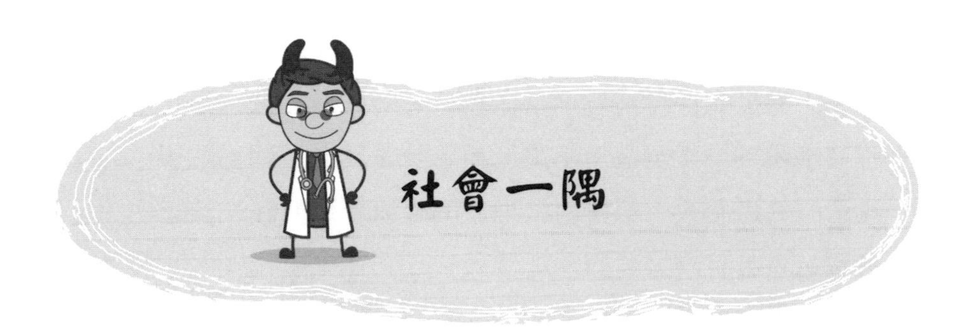

社會一隅

「啊～～吳美美死了！？」陳醫師在聽到護理師小婷說到這件事的時候，有點兒驚訝！

旁邊另一位護理師小莉補充說：「送來的時候就 OHCA（註一），幫她插管急救，三十分鐘後還是沒有 ROSC（註二），所以張醫師就宣了。」

說起這吳美美，全急診室裡沒有一個人不認識；這小鎮上的吳姓一家人在我們急診更是頗有名氣。因為家裡的人不是酗酒，就是有精神病，三天兩頭的，一下子是吳美美精神病發作，大吼大叫被五花大綁地送來；要不然就是哥哥吳英雄喝酒過量，意識不清，坐救護車來。本以為他們家的吳小妹最正常，誰知上個月，竟也因為服用安眠藥過量被送來洗胃……而他們的爸爸——吳天才，更是三不五時就因為失眠而跑急診。

有趣的是，這家人很有默契！某個人送急診的時候，其他的人總是能保持清醒，陪伴在側，所以就醫過程很平順，沒甚麼紛爭；甚至幾年下來，和急診醫護人員都混熟了，每次清醒的那個人，總會用很抱歉的表情來跟醫護人員說明事發經過（這時候，發病的那個人往往正在鬼吼鬼叫，和醫護及警消人員拉扯撲抓）。

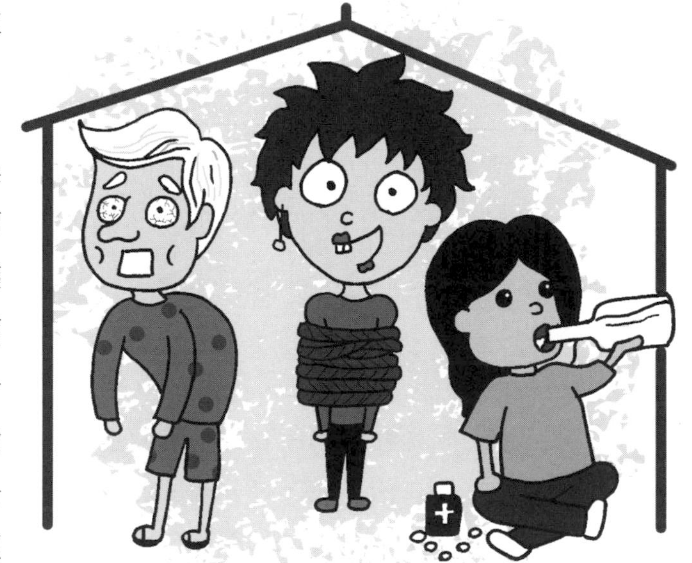

當知道吳美美這一回可能是因為「藥物過量＋喝酒＋在家躺了一陣子才被發現」，以至於送醫院前就死亡，急救無效……陳醫師感到有一絲悵然。這一家雖然都不算是什麼好病人，發病的時候也常常都會在醫院鬧到大家人仰馬翻，但畢竟認識他們好幾年了，乍聽她的死訊，說沒有感傷是不可能的。

隨即陳醫師又想到當年有個中年女子叫王美女的，也是常常鬧自殺；甚至曾經跳樓跳到腰椎骨折。幾經救護，總是能順利愉快地出院，等著下一回合的精神病發作。結果有一次，她真的成功了——在某間大樓跳樓自殺，從此急診室沒了這號人物。

就在陳醫師還沉緬在這些精神病患的往事裡時，護理師小莉又說了……「可是啊，吳天才卻在他女兒頭七那一天，來跟醫院借十萬塊，說是要當喪葬費。」

「啊！我們醫院這麼慈善，還有這種福利措施喔？」陳醫師驚訝地問，突然對於身為這種醫療團隊的一員感到一股驕傲。

「當然沒有啊！」在陳醫師頓時洩氣中，小莉接著說：「醫院跟他說，我們沒有這樣借錢給人的。結果，他爸爸竟然一狀告到衛福部，說我們沒有幫他女兒做急救，也沒抽血看看是不是中了什麼毒才死掉的！」

「都還在 CPR（心肺復甦術），怎麼抽血啊？」陳醫師哭笑不得地說。

「對啊！一開始醫院也是這樣回答，但是聽說吳天才打了六十幾通電話給政府各單位，最後，衛福部莫名其妙地來了一份公文，要我們好好解釋，為什麼 CPR 的病人沒有抽血！」

陳醫師聽到這兒，愣了一下說：「嗯……我覺得吳天才還情猶可原，他本來就有點兒精神問題，現在女兒又過世了，難免會有一些意氣用事的舉動；但衛福部的官員怎麼會因此來問醫院呢？這種常理以及這些常規，衛福部不可能不知道啊！」

「衛福部應該也是受不了吳天才一直打電話騷擾，才把球踢回給醫院，希望由我們來跟家屬解釋。不過，話說回來，既然公文來了，醫院就必須要很正式地回答……」小莉拿出一份資料繼續說道：「那天幫她 CPR 的張醫師請長假，出國要到下個月初才回來，所以主任說就請陳醫師你幫他回覆這一份公文。」

陳醫師驚呼：「啊……什麼！事情跟我有關？」

明明是抱著「蹺二郎腿，吃爆米花」的心態來聽聽茶餘飯後故事的人，現在卻變成當事人了！

小莉笑著說：「事情原本跟你無關，但因為張醫師的職務代理人是你啊，所以你要幫忙回覆公文。啊，對了，醫院還說，請你要『引經據典』地正式回覆，不要有任何情緒性的用字唷！」

陳醫師忍不住當場就哇哇大叫，「他奶奶的！這吳天才根本是個不要臉的賤人嘛！要錢要不到，就來告我們；衛福部的官員也是一群領薪水不做事的豬腦袋，這種事居然擋不掉，還要推給醫院處理，這樣以後我們不要再繳稅養他們了啦……」

小莉將公文放下後便微笑離開，並隨手將門帶上，留下陳醫師在房裡一邊咒罵，一邊開始低頭寫公文……

（註一）OHCA：Out of Hospital Cardiac Arrest，意即「到院前心跳停止」，是以前的 DOA（Die On Arrival 到院前死亡）修改後的說法。

（註二）ROSC：Return Of Spontaneous Circulation，意即「恢復呼吸與心跳」。

第四章 不正經篇

「無性生子」神蹟出現了！？
急診醫師為防範暴力事件、為求自保，
平時勤練九陽神功、忍術……個個都得身懷絕技！？
別說不正經，真實事件的離譜程度，有時比想像中的還誇張！

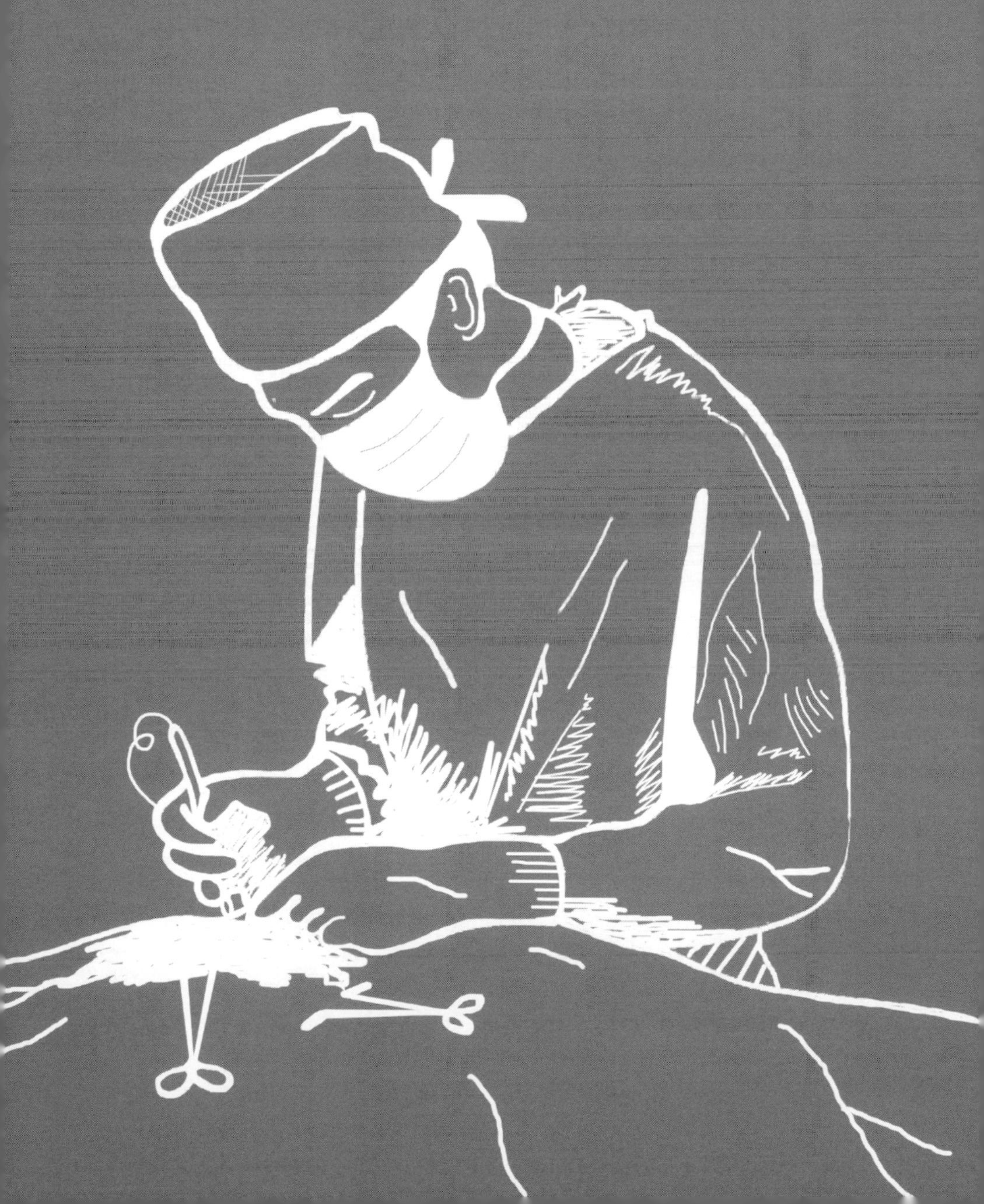

急診室的暴力事件層出不窮，當公權力無法真正為醫護人員伸張時，他們該怎麼辦？
這些暴力的原因，是「急診醫師沒素養」才引起的嗎？
醫院的防護設施，到底有沒有幫助？

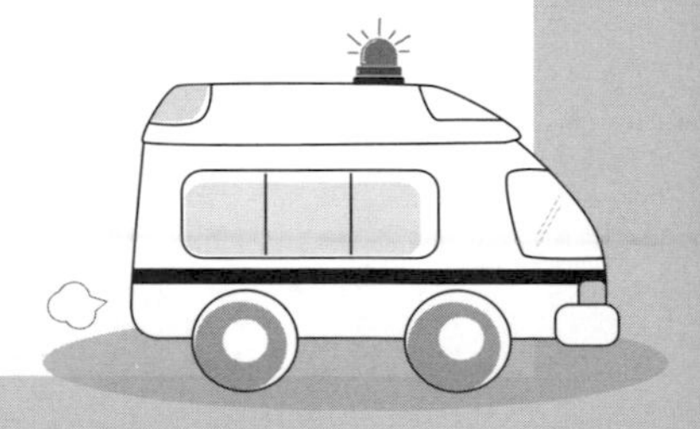

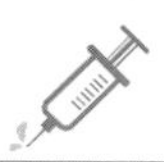

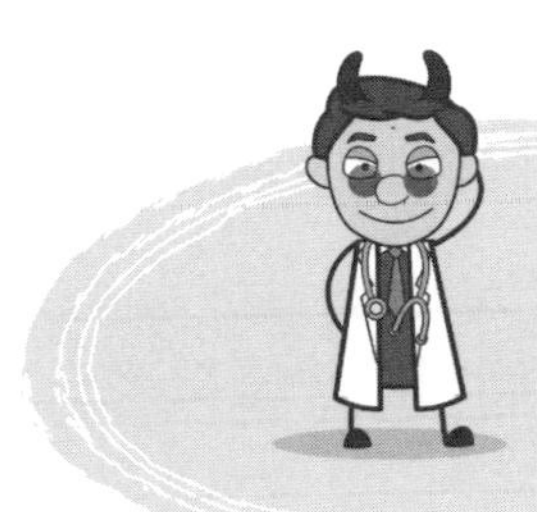

急診暴力隨想曲

第一樂章：大家都是武林高手

張醫師帶著新來的簡醫師進入急診作環境介紹～～

介紹完畢，簡醫師問：「學長，聽說你們現在都要學武功，是真的還是假的啊？」

「當然是真的啊！我昨天已經練完伏虎羅漢拳，老師說我下禮拜可以開始練九陽神功了。」張醫師充滿自信地微笑回答。

「不會吧？真有這個需要嗎？」簡醫師覺得不可思議，驚呼連連。

張醫師拍了他肩膀一下，說道：「學弟，相信我，在急診這種地方上班，沒有三兩三，哪能上梁山？」他頓了一下，指著護理站旁邊的牆壁，「來，你來看看這一道牆⋯⋯」

簡醫師一看，牆中央破了一個人型大洞，等著張醫師來解答。

「前天有一個酒鬼受傷，負責外傷區的田碁醫師就坐在這一張矮凳上幫他縫小腿上的傷口……」

「然後就被那酒鬼一腳給踹出去了？」簡醫師一臉驚恐的表情。

「不，那酒鬼嫌田醫師的麻醉藥打不夠，害他很痛，就一腳踹向田醫師；還好田醫師反應快，立刻拋下手中針線，雙手一推，拍出蛤蟆功……」簡醫師驚訝得張大了嘴，繼續聽著張醫師眉飛色舞的說著，「那酒鬼啊，連人帶針地被轟到牆上，破牆而出。喏，就是這個洞囉！」

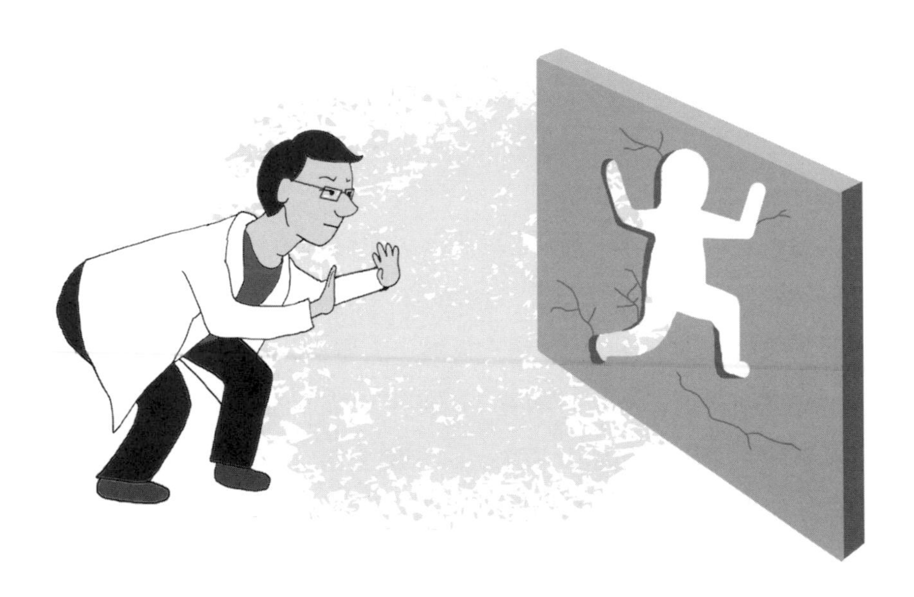

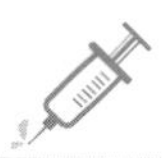

簡醫師失聲笑道：「那，那不用賠償嗎？」

張醫師笑著說：「賠甚麼？這是防衛性出手；而且病人是惡名昭彰的酒鬼，連家人都不理他了，有甚麼好賠的！」

簡醫師小心地問著：「那麼……嗯……我們不是還有個瘦瘦的李茵茵學姊嗎？她也有練武功嗎？」

張醫師一派自然的說：「李醫師當然也有練啊！她可厲害了，兩週前，有個精神病患，說他被三太子附身，就拿刀架住我們一位護理師的脖子，要我們提供他風火輪讓他離開。警衛都不知道該怎麼辦？結果李醫師當場就使出九陰白骨爪，不但空手奪白刃，還抓得那個精神病患兩頰各有五道爪痕；那傢伙受此重創，當場傻在那兒，警衛才趁機上前制伏他。」

簡醫師露出崇拜的表情繼續問：「學長，那你呢？你有遇過這種暴力事件嗎？」

「怎麼沒有？」張醫師指著自己的左眼說，「你看看我的眼睛……」

簡醫師靠上前仔細一看，失聲尖叫！「啊～～學長，你的左眼是假的！？」

「是啊！去年我學藝未精，沒警覺到有個小混混會來鬧事，結果被他一刀戳到左眼，就這樣毀了左邊招子。」

站在一旁的護理師小莉插嘴說：「可是張醫師很神勇喲，

他眼睛一邊流血，卻一邊抓起點滴架，使出『迎風一刀斬』，砍向那小混混的右頸，當場斬地他第四第五頸椎骨折，從此癱瘓了！」

「哇～～這樣還是不用賠償嗎？」簡醫師害怕的問。

張醫師和小莉異口同聲地回答：「賠甚麼！？」

張醫師續道：「這是防衛性出手啊！更何況，我的眼睛也瞎了耶！」

小莉接口道：「而且啊，第二個月，警察局長還頒發一個『為民除害』的獎牌給張醫師呢！」

「你看～～」張醫師得意地從衣領中掏出一條鍊子，上面有一塊小木牌的墜子，四個金光閃閃的字「為民除害」，就刻在正中央。

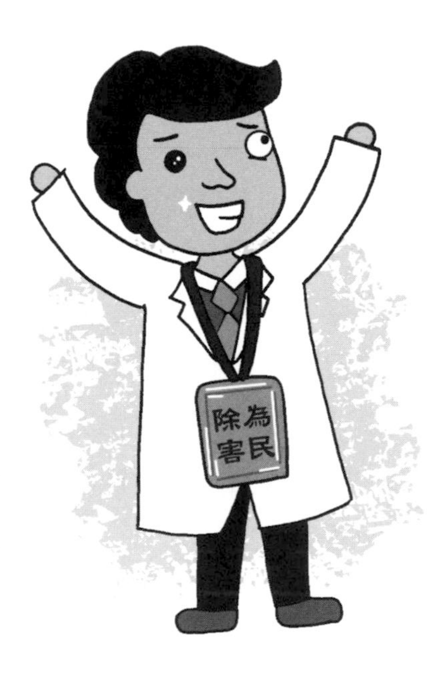

簡醫師拿起墜子端詳著，正在歡喜讚嘆的時候，突然旁邊一張桌子動了起來，簡醫師驚叫一聲，往後跳開兩步。

張醫師笑道：「別怕別怕！這是歸醫師偽裝的。」

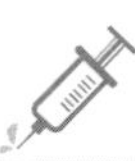

只見那一張桌子突然站了起來，變成一位笑嘻嘻的胖胖醫師。

「這是新來的簡醫師吧？呵呵～～」歸醫師伸出手和簡醫師握手問好，說道：「我比較不喜歡和病人正面起衝突，所以當初選擇學習忍術；遇到暴力事件，我就立刻偽裝起來，便不會被打了。」

此時，門口的保全人員突然衝進來，叫道：「不好了，不好了，外面聚集了一二十個小混混，說是要來堵哈利醫師。」

只見張醫師微微一笑，揮揮手說：「喔！沒事的，一二十個小混混還難不倒哈醫師。」

簡醫師好奇地問：「這位哈醫師的武功更高強嗎？」

張醫師解釋道：「不，他跟我們這些麻瓜不一樣！他是有慧根的，所以學的是『魔法』。」

「啊～～魔法！？」簡醫師的下巴差點兒掉下來。

保全人員還是很緊張，囁嚅著說：「可是，我看他們有些人，好像有帶槍耶！」

張醫師拍拍保全人員的肩膀，微笑說道：「別擔心他了，讓我先跟歸醫師交班，等會兒請你通知警方，來帶走外面那些垃圾小混混。」

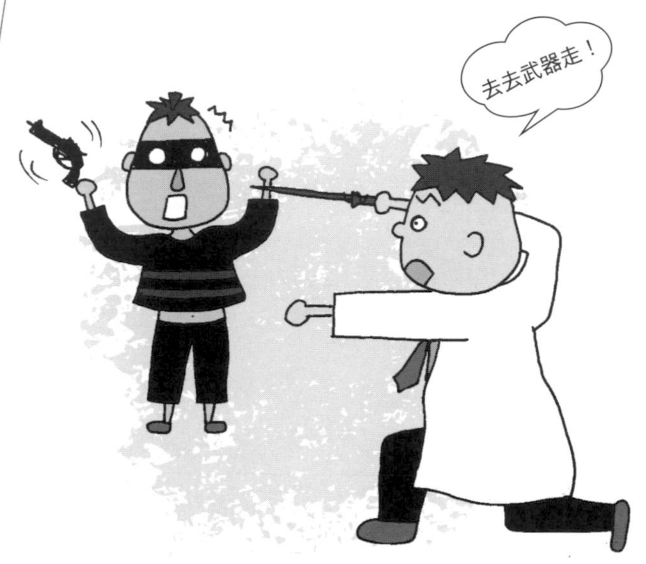

話才剛說完，就聽到門外的哈醫師怒叱一聲：「去去武器走！」在眾宵小的驚呼聲中，又聽到他高呼，「嘶坦三步殺！」

張醫師氣定神閒地對著簡醫師說：「聽到沒？這回，你相信當一個急診醫師，要具備足夠的自保能力了吧！」。

簡醫師用充滿欽佩的眼神看著張醫師，說道：「沒想到是真的……」吸了一口氣，握緊右拳，滿心期待與興奮地說：「學長，我今晚就要去你們學武的寶芝林，繳費上課。」

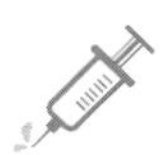

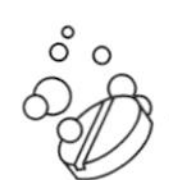

第二樂章：醫師也瘋狂

前提：某大醫院的黃副院長，投書在水果日報，聲稱：「當今急診室的暴力頻傳，是因為急診醫師普遍缺乏專業素養，能力不足以守護急診。」並上書給總統府和衛生福利部「要求廢除急診專科醫師制度」。急診醫學會採息事寧人的態度，選擇沉默以對；沒想到數月之後，立法過關「廢除急診專科醫師制度」！從此各家醫院的急診室便由各科醫師輪值，原先那些急診專科醫師的證照被廢除後，便四散到其他各科，當起住院醫師，重新訓練。

半年後的某一天……

原本有急診專科資歷的張醫師，坐在何幸醫院的餐廳，何其有幸地與一群總醫師們共進午餐……

「張醫師，你現在在病理科還好吧？」座中，腸胃科的杜總醫師開口說話。

張醫師吞下口中的黑咖啡，苦笑著說：「很好啊！至少再也不用接觸病人，不會被打被殺了；每天就看看玻片、發個報告而已。」

杜醫師說道：「是啊，你現在輕鬆了，但我可慘了！」

「怎麼說？」發問的是皮膚科的黃總醫師。

杜總醫師解釋道：「以前急診室有他們上班，過濾掉好多病人，最後會收到我們科的，都是真正該住院的病人；現在沒有了他們，只要肚子痛的，吃不下的，或拉肚子的，急診護士一律都 call 我們。我真不敢相信耶，每天竟然可以被 call 五十幾次！我都差點兒想直接進駐在急診室算了。」

張醫師低聲說道：「這很正常啊！以前我在急診上班最常見的幾種病人，就是發燒、頭暈、腹痛和胸悶這四大類病人。」

神經內科的饒總醫師也接著說：「對啊，我現在也很衰，每天要被急診 call 去二十幾次，煩都煩死了！尤其那些頭暈的，有一半以上根本是神經病！明明來門診看就可以了，每個都跑去急診，害我一方面要看住院的中風或癲癇病人，還得不停地下樓去急診看病人。」

看得出來，饒醫師的白頭髮明顯變少了，因為根本是越來越禿！

此時，張醫師心裡感到一陣辛酸，心想：「以前這種病人是同時間裡來一堆，還不都是我們自己處理掉？真正需要住院的才會找上你們。當初急診專科被廢的時候，你們不是都在那邊幸災樂禍嗎？現在自食惡果了吧！活該！」可是嘴巴上卻說：「醫療是一體的，大家都是為病人好，也不用抱

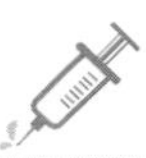

怨了啦！」

突然，皮膚科黃總醫師接起手機，十秒鐘後，皺著眉頭對著手機那端說:「這種狀況怎麼會是找我？」掛了電話之後，他對著大家說：「奇怪？急診室說有個病人冒冷汗，右手緊抓領口，一副說不出話來的樣子，要 call 我過去看。」

一眾總醫師異口同聲齊道：「冒冷汗為什麼要找你？」。

「他們說，汗是從皮膚出來的，所以算我的！」

在眾人一陣錯愕中，黃總醫師悻悻然地丟下餐盒，衝去急診。

約莫五分鐘，耳鼻喉科的侯總醫師手機響起……

他接了電話，問沒兩句便掛上，罵道：「媽的咧，急診室說那個病人講不出話來，院長說可能是聲帶出問題，要我下去看啦！」

眾總醫師齊呼：「院長？院長也在急診室！？」

這時，廣播器傳出……「急診九九九！急診九九九！請所有當班總醫師迅速至急診室。」

眾人一聽，趕忙下去，只剩張醫師悠哉悠哉地一邊繼續用餐，一邊暗忖：「冒冷汗，抓胸口，說不出話來，大概還是得考慮比較嚴重的情況，像是急性心肌梗塞，主動脈剝離，或是肺栓塞；當然也有可能是急性咽喉炎，或異物哽塞吧！」一邊想著可能的鑑別診斷，一邊暗自幸災樂禍，「以前只要急診醫師一個人加上幾位護理師就可以搞定，現在就要所有總醫師一齊下去了，這就是黃副院長的德政呀！」想到如今自己是病理科住院醫師，再也不用管急診的事，他也決定樂得輕鬆，愉快用餐。

＊＊

在急診室裡，只見黃總醫師寫下他的會診記錄：cold sweating, cause to be determined（冒冷汗，原因待查）；侯總醫師也寫著：R/O vocal cord partial palsy（疑似聲帶部分麻痺）。其他總醫師則在一旁七嘴八舌，沒有被點名的話，無人敢出手做處理……他們終於知道院長也在這兒的原因了－－病人是黃副院長！

只見黃副院長雙眼上吊，嘴唇發白，兩手無力地攤在身旁……

「神經內科的總醫師來了沒有？」院長急著叫罵：「黃副院長意識變差了，你來評估啊！」

「院長，他好像呼吸怪怪的……我們要不要先給他插

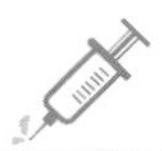

管？」神內的饒總醫師建議。

「要插管！？那……胸腔科的來了沒？」

「是，院長，我立刻給黃副座插管。」費總醫師趕緊跳出來。

這時，一旁的小護士一邊準備插管的器材，一邊大膽地問：「請問，我們要不要量血壓，先做一張心電圖啊？」

幾位內科系的總醫師這才想起來，黃副院長從他的辦公室裡倒地後被送到急診，到現在大約 15 分鐘了，生命徵象完全沒評估，呼吸道什麼狀況也不知道……大家的 ACLS（註一）早就忘光光了。反正現在也沒有哪個單位在盯這一張證照，於是所有急救處理都忘了要從何處下手。

家醫科的郝醫師趕忙上前幫忙量血壓。不一會兒，吞吞吐吐地說：「院長，血壓好像……好像量不到耶！」

就在大家手足無措之際，突然一陣救護車警報器聲響傳來，五分鐘內就連來了三輛救護車，總共送進來四位食物中毒的病患以及兩位車禍傷患……這一來，急診室立刻人仰馬翻，所有護士都忙成一團；腸胃科杜總醫師和骨科的段總醫師手忙腳亂地處理那六個新病人，其他總醫師則站在一旁，不知該如何出手幫忙。

「這是世界末日了嗎？」院長見這情景喟然長嘆～～「以前的急診醫師是怎麼處理的？你們在病房當班的時候，難道都沒有處理過這種狀況嗎？」

沒有一個人敢回答院長，大家都默然不語。

精神科的風總醫師鼓起勇氣，大著膽子回答：「報告那個院長，我們在病房沒有遇過一次來這麼多病人，或狀況這麼差的病人啦！病房裡如果有像黃副院長這樣的狀況，老早就轉去加護病房，不用我們處理的。」

此時，費總醫師插好氣管內管，接上呼吸器……

「院長，我們要不要找心臟科的來啊？我覺得，黃副座說不定是心臟衰竭了！？」

眾總醫師聽到費醫師這麼說，有一種「又找到替死鬼」的如釋重負；院長也如夢初醒，罵道：「對啊，心臟科總醫師為什麼沒來？」

小護士趕緊回答：「剛剛有 call 了，可是他在看門診，說無法過來。」

眾人一聽，又是一陣黯然，因為不知道院長會抓誰當下一個倒楣鬼！

這時護理長突然驚呼：「啊～～心電圖剛剛還有在跳的，現在是一直線了！」

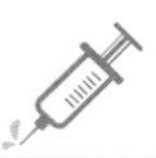

費總醫師大聲叫道：「啊，CPR！」立即上前開始做胸外按壓。

就在眾人陷入一陣混亂中，黃副院長的魂魄緩緩自體內飄起。他回頭看著自己軀體，任這些不熟悉「標準且迅速急救作業」的總醫師們摧殘，不禁悲從中來……

「我當初幹嘛為了 ACLS 沒考過，而痛恨急診醫師，處心積慮地要把急診專科醫師給廢除掉，以顯示我個人的權威呢？」

老淚縱橫中，想到老魔王曾經罵他的話：「你利用個人聲望和政治力，毀掉了大家努力建立起來的急診醫學，這比肢體上的暴力行為還要更暴力！」

黃副院長知道為時已晚，自己一手造成的錯誤已無可挽救。沒想到當初大力倡導「廢除急診專科醫師制度，由各科總醫師下來急診看病」(註二)的觀念，原是希望讓病患由最正確的醫師來診斷和治療，以提高醫療水準，卻沒想到，急診病患的主訴五花八門，檢傷站根本無法在短時間內立刻判定科別；這半年來，已經把各科總醫師搞得人仰馬翻，他們每天待命，隨時得下來急診看病人，卻往往看了半天，才發現這屬於另外一位總醫師該看的。結果，是花了更多的值班錢，卻得到最差的效果。

如今自己出問題了，才理解到，沒有一位通識科的醫師先把關，是多麼的危險與恐怖！想當初，自鳴得意地做掉急診科的醫師群，到頭來，卻是自己身受其害。如今，只有含恨抽泣，魂魄飄盪，飛向無間道……

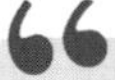

（註一）ACLS：Advanced Cardiac Life Support 高級心臟救命術。目前大多數醫院是由急診專科醫師接受專門訓練，取得指導員證照後，再對其他各科醫護人員進行這一項急救作業的指導與考核。

（註二）急診醫師在診療病人之後，如果需要次專科的醫師來做進一步的檢查和處理，往往會需要會診其他次專科的醫師，這時候才是那些專家們出場的時機。各科有各科的專長，在急症處理上，急診科醫師的訓練還是比較完整，且在執行上會比較直接而立即。

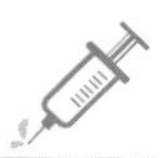

第三樂章：都是電動門惹的禍

面對急診暴力的因應之道，急診醫學會決定採取「管制措施」——也就是全國急診室都改為「封閉式環境」，在所有進出口都加裝電動門來管制，據說這樣可以控管進出急診的人數，以減少急診的暴力事件。位於天龍國外的某個縣市，號稱規模第一大的「歡樂大醫院」，自然也不能例外，不但加了電動門，還必須按正確的密碼，門才會開啟。

裝好電動門的第一天，張醫師早上七點半來上班，便被卡在門外……

事先沒有人告訴他今天裝了管制電動門，只見他對著電動門正上方的感應器喊著：「芝麻開門～～」沒有反應；他又喊了：「我是張醫師～～」門還是沒開。看到旁邊有按鍵，張醫師按了自己的醫師燈號「5566」，再按 enter，沒開；改按醫院緊急呼叫最常用的「6969」，再按 enter，電動門依舊不動如山。這個時刻，急診室內的護理人員正在交班，沒人發現張醫師進不來……

張醫師火大了，怒罵一句：「你他奶奶的開不開？」

此時，恰好書記小姐要從裡面走出來，電動門應聲開啟……書記跟張醫師道聲早安，只見張醫師喃喃自語：「密碼竟然是這句話！這個社會真的病了，連電動門都這麼犯賤！」

上夜班的陳醫師一看到張醫師走進來，立刻說道：「學長早！欸？你怎麼知道電動門的密碼啊？」

張醫師說道：「我不知道啊！我只是說了一句『你他奶奶的開不開？』它就開了！」

陳醫師哈哈大笑，說道：「學長，不是啦，那是剛好有人走出去，感應門才開的啦！你要按密碼 2266，再按 enter，門才會開。」

「幹嘛搞得這麼麻煩！？」張醫師不解地皺著眉。

兩人迅速交好班之後，陳醫師回家，張醫師則先行查房。

忽然一陣喇叭聲響起，一輛小客車電掣般殺進急診室，只聽外面有人大喊：「這個門怎麼開啊？」

檢傷的護理師美芬趕忙上前說：「病人要先來檢傷，不可以直接進去。」

那人怒道：「人都沒呼吸了，你還不快來急救？」

美芬一看，那人手上抱著的小孩，的確是臉色發紺，於是立刻按下密碼，電動門緩緩開啟……

「這麼慢的門，在搞甚麼鬼啊？」那人破口大罵，接著

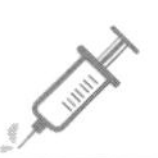

用腳一踹，門竟然就卡住了！

美芬二話不說，立刻將小孩抱過來，從已開啟的狹窄門縫中鑽進去，並大喊：「兒科急救室～～」張醫師一聽，立刻跑過來進行評估處理。

「你們要是沒救活我兒子，我一定要告你們設這種門，耽誤我兒子的急救！」小孩的爸爸一邊跟上，一邊還怒罵。

剛剛秀斗了一下的電動門，竟然瞬間恢復知覺，又緩緩關上了。

此時緊急救護系統的廣播器響起，「載送打架傷患三名，五分鐘後到達，請貴院作好準備。」

不一會兒，就在開始幫那位小孩 CPR 的同時，救護車抵達了。只聽見乒乒乓乓的撞擊聲……原來兩輛救護車裡的三名傷患，一下車，就又在檢傷站裡打了起來。

警衛連忙出來制止，好不容易拉開了三個刺龍刺鳳、滿嘴檳榔渣和酒味的年輕人。

護理長叫道：「喂，你們救護車怎麼把人都一起送過來啊？也不分一位到別家醫院去……」

在消防救護人員和醫院警衛的介入下，三位年輕人分別被抓在檢傷站量血壓……問了他們所屬的派別後，決定把其中兩位（同一派的）先送進急診室。

「還好有這電動門，等會兒可以隔離一下。」過電動門時，護理長自我安慰著。

不料，突然從大門口衝來六個黑衣人，護理長見狀，急忙把那兩位傷患先推進急診室，正祈禱電動門趕快關起來時，那群黑衣人已經來到門邊。

說時遲那時快，電動門已經關到剩不到三十公分的通道，只聽得一陣國罵後，那電動門竟被踹倒；門上的玻璃被黑衣人用榔頭擊碎後，兩扇門就歪歪地躺在一邊，在吱吱聲中，門角還微微地晃動。

護理長驚聲尖叫：「救命啊～～」雙腿一軟，坐倒在地上。

那兩名剛進去的傷患，見到六個黑衣人衝過來，也立刻拔腿就跑；經過另一道電動門時，還沒等電動門完全開啟，便直接踹門而出。於是，就這麼二前六後，八個年輕人從另外一道電動門飛奔而出，留下滿臉驚慌的所有醫護人員，以及第二道「兩扇歪倒在一邊，奄奄一息」的電動門。

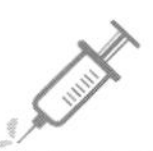

急救室裡的那個小孩，是因異物哽塞造成窒息，幸喜家長發現得早，所以 CPR 一分鐘後就恢復心跳，從口咽處抽吸出一團泡芙後，插上呼吸內管並接上呼吸器，不到三分鐘，小孩兒臉色恢復紅潤，已經微微睜開眼睛，開始緩緩扭動。張醫師跟那位心急的爸爸解釋病情後，給予抗生素預防吸入性肺炎，再給一點輕微的鎮靜劑讓小孩睡著。等爸爸辦妥入住加護病房的手續，這才緩緩走出來。

看著一片凌亂的現場，以及呆若木雞的護理長，張醫師冷冷一笑，「這電動門，除了耽擱我們醫護人員的進出之外，到底有沒有保護能力啊？」

眾人搖搖頭，沒有一個人說得出話來……

精神病患和重症失眠患者，最後有情人終成眷屬！？這不是童話故事，更不是科幻事件。

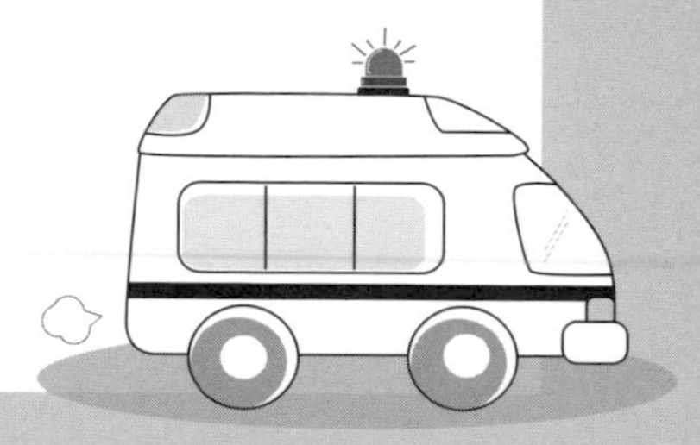

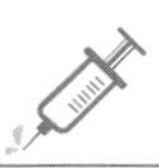

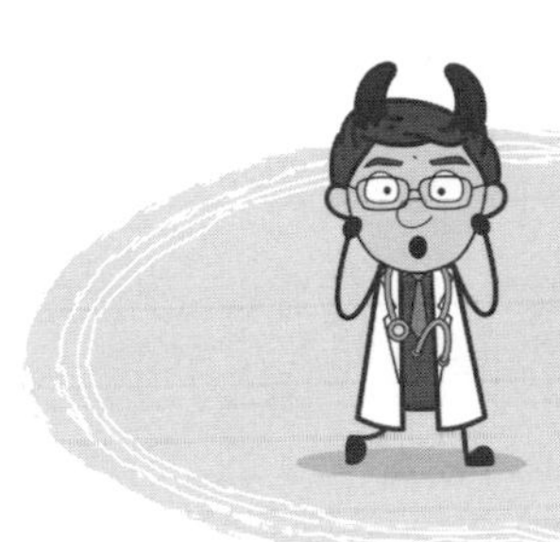

亂點鴛鴦譜？

晚上十點鐘，高娟娟苦著一張臉坐在候診室……

她為失眠所苦，來到急診掛號想要打針睡覺，偏偏才剛掛完號，連續兩輛救護車飆進來，從擔架上抬過來的病人，一個全身都是血，不斷哀號；另一個完全沒反應，不知生死。急診室的醫師和護理師立刻處理那兩個病患，沒人來招呼她。

她又等了十分鐘，只覺得全身像要爆炸似的，極度難過……

「我睡不著，可是都沒人來關心我！」正當自憐自哀時，突然，診間裡面一個天使般的男性聲音傳出來……「高娟娟女士～～」她趕緊走進去，只見一位相貌堂堂的男醫師坐在裡面，對她微笑點頭，說：「來，坐，哪裡不舒服？」

雖然來急診室很多次，卻從沒看過這位醫師。高娟娟心想：「應該是新來的醫師吧？」不過，只要能幫她打針讓她睡著，不管是什麼醫師都好。

「醫生，我睡不著，好難過，我已經整整兩年都沒睡覺了！可不可以趕快幫我打針？」高娟娟一臉倦意，一坐下來馬上跟醫師說她的痛苦。

「啊～～兩年！？」男醫師緩緩說道：「妳得到的……是這種怪病啊！」

高娟娟一聽，立刻緊張地問：「為什麼說是怪病？這不就只是失眠而已嗎？」

即使坐在診間裡，仍能清楚地聽到其他醫護人員在隔壁急救室裡面喊著插管還是輸血什麼的，似乎剛剛那兩個救護車送來的病人狀況很不好，這更增加了她的不安感。

男醫師平靜地說著：「根據最新的醫學期刊，一般人不可能超過 72 小時完全沒睡覺……」

高娟娟立刻反駁：「可是，我整整兩年都沒睡過覺！別人都說我有睡著，但我明明就很清醒；別人說話我也都有聽到，我真的沒有睡著啦！」說著說著，都快哭出來了。

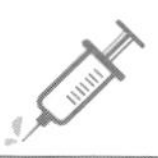

「嗯……」男醫師突然表情一變，眼發異光，俯身向前，低聲說道：「最近有一個最新的報導指出，許多人被外星人在腦中植入了晶片，結果一個個都失眠了……」只見高娟娟嚇得雙眼圓睜、櫻嘴微張，男醫師繼續說：「我懷疑妳可能也被植入晶片，所以我……」

高娟娟突然大叫一聲：「怎麼可能！？我又沒動過手術！」

男醫師抽身回到座位上，看了她一眼，平靜地繼續說道：「外星人的手法既先進，又乾淨俐落，植入晶片於無形，妳是感覺不到的。」

高娟娟感到一陣惶恐，叫道：「不可能的！你怎麼可以這樣亂講，故意嚇我！？」

男醫師回說：「這已經都有論文證實了，美國太空總署宣揚了好幾次，妳是從來沒看新聞報導的嗎？我只是想幫你釐清是否也被植入晶片，妳不信就算了。」

高娟娟相當害怕，顫抖地說：「那……那……那是要做電腦斷層來檢查嗎？」

男醫師微笑道：「不需要，我很有經驗，我直接幫你看看。」說罷，站起來走到高娟娟身邊，雙手伸出抓著她的頭，在她頭髮裡翻找。高娟娟嚇得六神無主，不知道該睜眼看他，還是閉眼睛任他在頭髮裡翻找。

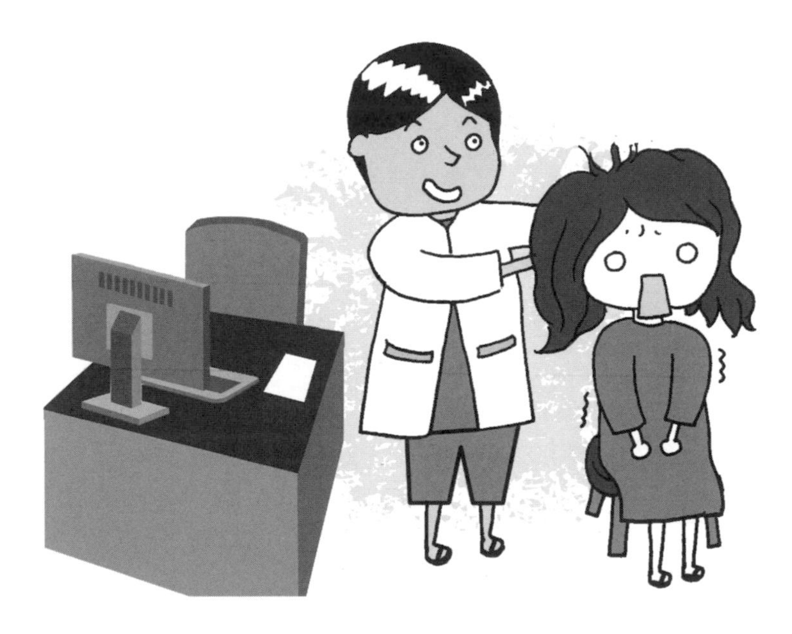

男醫師轉到她正面，正要看她的額頭時，她突然看到男醫師左手腕上戴了一個綠色手圈……

「醫生，你怎麼戴著病人的手圈啊？」高娟娟納悶地問。

男醫師看了自己左手一眼，說：「喔～～醫生也會生病呀！我也是睡不著，所以掛號來拿藥。」

這時，穿著隔離衣的張醫師剛處理完急救室的病人，在

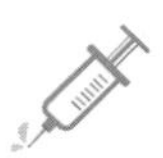

電腦上打完病歷後，抬頭看螢幕上顯示，後面還有3個病人在等待，便走過來診間，準備看新病人。

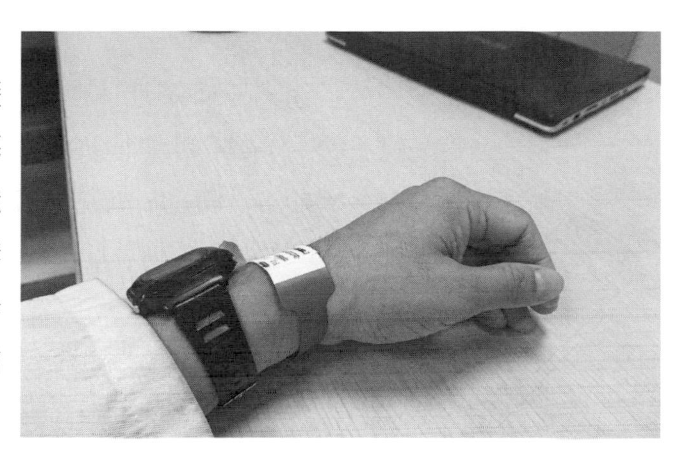

尚未進門，就看到男醫師和高娟娟相偎相依地在一起，便開口問：「莊孝維，你認識她啊？」

原本以為莊孝維是因為認識高娟娟才過來跟她說話，但再靠近一步，張醫師突然大叫：「你怎麼穿我的醫師服！？你在幹嘛？」

「哎喲，我看你們都在忙，便先過來陪她聊聊天嘛！」莊孝維一邊微笑回答，一邊脫下醫師服還給張醫師。

張醫師知道莊孝維是精神分裂症的病患，病情控制地還算不錯，只是偶爾會來急診室打針睡覺。剛剛一小時前他來掛號，才幫他打了一針，卻還沒睡著，當時因為有其他病人，又還不到十點，便沒繼續幫他處理，沒想到他竟然趁所有醫護人員都在急救病人時，假裝醫師來看診！

張醫師怒道：「你又不是醫師，怎麼可以偷穿我的衣服來看病？這是違法的，你知不知道！？」

高娟娟一聽，大叫：「啊～～他不是醫生？那他剛剛還說我被外星人植入晶片！」憤怒地站起來，準備要打莊孝維。

張醫師一愣，差點笑出來……瞪了莊孝維一眼。

莊孝維說道：「我只是想幫妳轉移心思呀！我們都是長期失眠的人，找個話題聊聊，比較不會苦悶嘛！」

高娟娟氣得大罵：「誰要跟你聊天啊？你神經病呀！亂講話，害我剛才嚇得要死，我要告你啦！」轉過身來，用右手食指指著張醫師，續道：「還有，你們醫院管理這麼差，竟然叫一個神經病來幫我看病，我也要告你們！」

張醫師一聽，非常不高興地說：「我們剛剛都在急救室裡面忙呀！誰知道你這時候又來掛號湊熱鬧？」

莊孝維卻同時對高娟娟喊著：「你才是神經病啦！一天到晚睡不著，跑來急診室打針。我來陪妳聊天，妳還不知感恩，竟然亂罵人！」然後用右手把左手腕上的綠色手圈扯掉，叫道：「那我不看了！」便匆匆走出急診室。

「莊孝維，你別跑，我要先給你簽《自動出院》（註一）。」張醫師大聲叫著，但莊孝維頭也不回地離開；門口的警衛不知究竟，沒有攔住他。

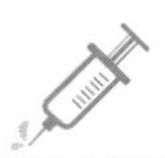

＊＊

高娟娟怒道：「現在是怎樣啦，我還是睡不著啊！又遇到神經病，真是倒楣！」

張醫師穿上醫師服，坐下來，心平氣和地說：「好啦，妳別生氣，我先幫妳打針，讓你睡一下。」心中卻想著：「在人力不夠的情況下，當醫護人員突然都很忙的時候，護理站的管理確實是會出狀況的。」

上禮拜的某一天早上，放在護理站的一支轉診通報用手機就被病人偷走了，醫護人員完全不知情（因為當天沒有要轉診的個案，所以都沒用到那支手機，也便

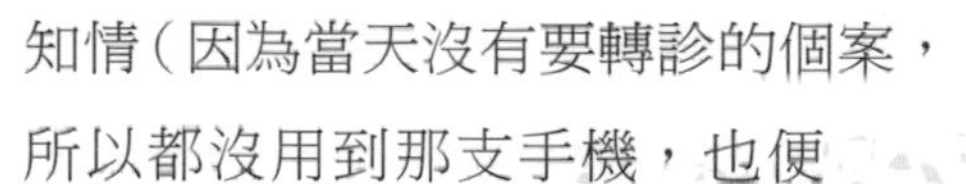

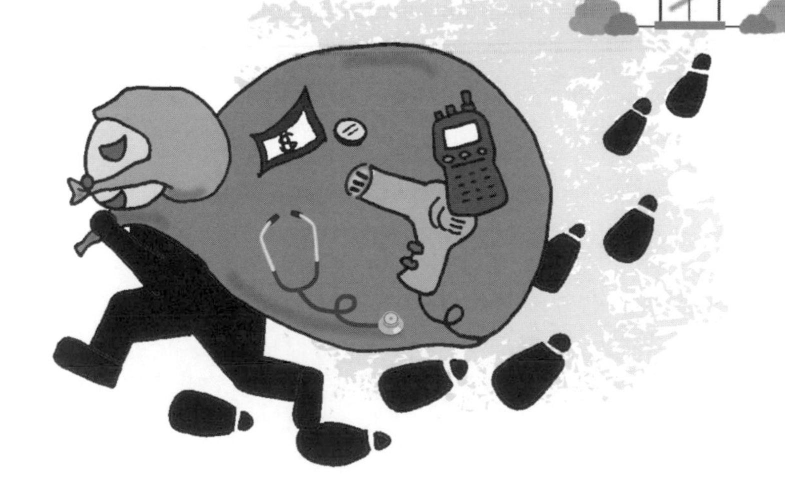

沒發現）。直到下午，警察抓到小偷後，看到小偷身上的手機印著「歡樂大醫院」五個字，立刻通知院方，大家才知道轉診手機不見了。

為此，高層大發雷霆，護理站的東西被偷了，竟然要等到警方通知了才知道，因此急診主任和護理長都被記一支警告，以示懲處。不料才過一個禮拜，又發生這種「精神病患假冒醫師來看診」的烏龍事件，如果高娟娟真的一狀告上去，大家就真的吃不完兜著走了。（至於病房裡偶爾有小偷去偷病人的錢，或是拿走護理站的東西，更是層出不窮。醫療單位的人力吃緊，常常一忙起來就會出現治安的漏洞，給有心人士可乘之機。）

打完針後，高娟娟睡了三個多小時，終於在半夜甘願地離開了。張醫師請護理人員通報安全事件，腦中想著「外星人在腦中植入晶片」的這個說法，一方面覺得好笑，一方面也慶幸高娟娟後來連續幾個月都再也沒來急診打針，也沒跟醫院投訴這起病人安全事件。

半年後，有一天張醫師走在路上，看到莊孝維和高娟娟手牽手在逛街，張醫師愣了一秒鐘！他們二人也看到了張醫

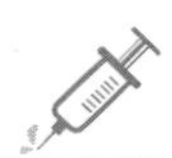

師而走上前來，張醫師指著他們倆，囁嚅著說：「你們……」驚訝地說不出話來！

莊孝維眉開眼笑地說：「我們下個月要結婚了！」

「啊！喔……恭喜恭喜呀！」張醫師還沒回過神來，結結巴巴地說：「可是……」

高娟娟接口道：「你們那些精神科醫師都很沒用，開給我的藥怎麼吃都睡不著！可是他呀……」轉頭甜蜜地看著莊孝維，「他有好多天馬行空的想法，每天都逗得我好開心，我這兩個月的安眠藥量已經減半了呢！」

莊孝維解釋說，在上次的事件後，他帶了花去跟高娟娟道歉；兩人在聊天過程裡，彼此覺得越來越投契，竟然促成了這樁喜事。

在張醫師半喜半楞中，這一對準新人洋溢著幸福笑容，繼續手牽手逛街去了……

（註一）自動出院：通常是醫師建議要留院觀察或住院繼續治療的病人，因其他因素（家裡很忙，沒有人照顧；或是外地來的遊客要回去自己家鄉等等）不能依照醫師的建議留下來，便需要簽署《自動出院同意書》。基本是為了要釐清責任，以預防萬一病情變化時，會引起醫療糾紛的一種保護方法。

社會的可愛，就在於它的多樣性。「金錢」和「名聲」，在每個人心中的那一把尺裡，比例是不一樣的。

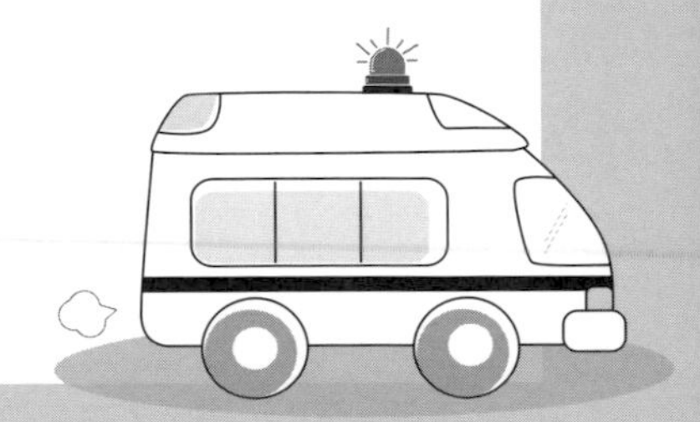

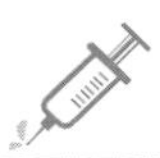

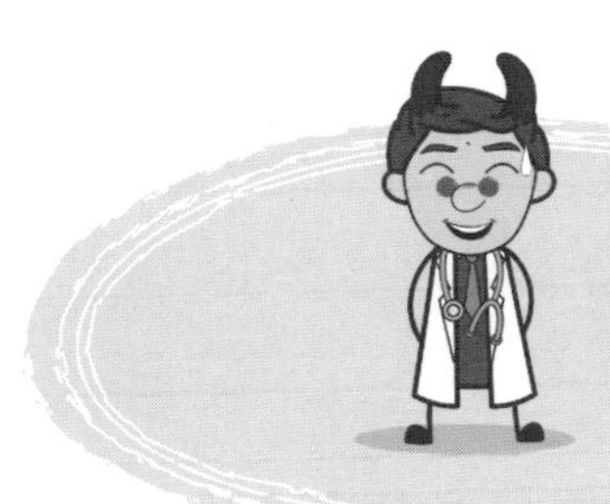

笑貧不笑娼

「杜醫師，22 床那個病人想要出院了；她說要開診斷書，保險用的。」

杜醫師正在護理站寫另外一位病人的病歷。他知道 22 床那位病人，似乎是在特種行業工作，每次晚上一喝了酒，就會情緒激動、大吵大鬧，被不同的男性朋友送來急診室；在急診室裡往往會哭個不停、又踢又叫，總是要打了鎮靜劑才能睡著。醒來之後，有時候會自拔點滴，偷偷跑掉；但大多時候，是可以配合護理師的「離院前衛教」，然後帶著兩顆鎮靜劑和維他命 B 群回家（註一）。

「她要診斷書！？她什麼時候有保險了？」杜醫師有點納悶，這病人從來沒有要開診斷書啊！

護理師是相當資深的小莉，回答說：「我也有問她，她說是上個月投保的；她要求診斷書上不可以寫『憂鬱症』，也不能寫『酒精中毒』！而且待院時間要 6 小時以上，所以我想把她結在 5:25。」

「靠！」杜醫師忍不住在心中咒罵一下，這個病人平常就很煩了，每隔兩三天就會來急診一次，現在有了保險，以後就都會要求躺到 6 小時以上，而且不能寫「憂鬱症」，也不能寫「酒精中毒」，就表示還要幫她編寫其他理由！

杜醫師平常個性還不錯，雖然不多話，看似嚴肅，但只要病人有需要，他是會讓病人休息到超過 6 小時，然後開立診斷書，讓病人得以申請保險金。對他而言，這只是舉手之勞，只要病人不囉唆，急診室沒有擁塞，這倒沒有什麼難處。但 22 床這位女子，明明是喝了酒導致情緒失控，掛號時又用「憂鬱症」的重大傷病卡而得到掛號費減免，現在要診斷書，竟然這兩項都不能寫！？

「你跟她說，」他決定了，用低沉的語氣說：「我不能造假的太過分，看她是要寫『神經病躁鬱症』，還是要寫『臭婊子症候群』？只能二選一！」杜醫師故意這麼說，看看病人會不會知難而退。

小莉一臉愕然，失聲笑說：「杜醫師，你是開玩笑吧？」但看杜醫師埋頭繼續打病歷，不予回應，只好提心吊膽地走過去傳話。

不一會兒，在診斷書上，出現大大的6個字「臭婊子症候群」之後，寫著：「病患因此疾病而於民國99年5月17日23時18分至本院急診就醫，於99年5月18日5時25分離院，建議門診追蹤治療。」

病人領了正式的診斷書，還過來跟杜醫師道謝。

杜醫師不免有點兒心虛，小心翼翼地問：「妳確定這樣的診斷，保險公司真的會給付嗎？」

那女子嫣然一笑說：「這樣的診斷名稱很新穎，保險公司絕對沒有法規可循而拒絕該給我的給付；更何況，只要能申請到錢，說出我的本行，又有什麼關係！？」摺好已蓋上關防大印章的診斷書，她接著說：「可是呀，如果你寫憂鬱症或是酒精過量，那他們就會取消我的保險資格了！」語罷，輕撥額際髮絲，眨了一下左眼，翩然離去，留下淡淡的香水味～～

（註一）對於酗酒病患，為了避免大腦與肝臟的持續傷害，有些急診醫師會主動幫病人補充維他命B群當作保護，但這不是教科書上的成文規定。

醫師除了要跟健保體系周旋之外，還要應付民眾的私人保險……

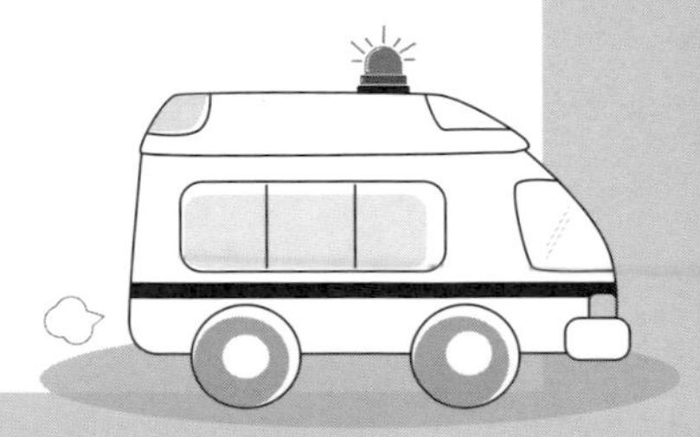

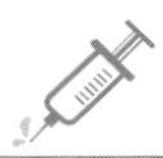

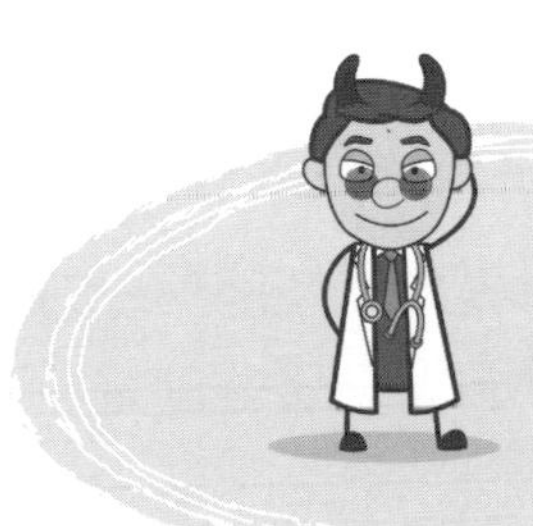

都是保險惹的禍

「醫生呀，我跟你說……」陳醫師一邊幫一位五十八歲的病人縫合右腳上的 4 公分撕裂傷，一邊聽病人訴說：「你可以縫密一點嗎？多縫幾針沒關係。」

「傷口的縫合有一定的條件。你這腳上的傷口，通常我們就是 0.6 到 1 公分縫一針，太密的話，血液循環會變差，癒合反而慢。」陳醫師跟病人說明。

「可是我怕傷口會迸開。」

「縫完傷口前三天，你當然還是要好好休息，不要做劇烈運動，避免拉扯……」陳醫師還沒說完傷口衛教的訊息，病人便插嘴說：「我知道啦！可是我有保險，每一針有 5000 元可以領！」

陳醫師抬頭看了病人一眼，驚訝地說：「啊！現在還有這種保險！？」他記得好像近二十年來，已經沒聽過這種「理賠金按照針數來給付」的保險了。

病人笑著回答:「我是民國七十幾年投保的,所以還有。」

陳醫師聽完搖搖頭說:「我還是得按照規矩幫你處理,你的身體復原比較要緊,還是領錢要緊?」病人見陳醫師這麼硬,只好悻悻然躺著。

等傷口縫合結束,陳醫師跟他說:「這原本只要縫5針的,我幫你把間距縮小一點,所以縫了6針,希望對你還是有點兒幫助。」

病人一聽,可以多領5000元,雖然沒有達到他原先預期的「5000X10=50000」,但還是接受了。

處理完這位外傷病人後,陳醫師走到內科區。剛剛內科病人多,他有過去幫忙看兩位病患,其中一個是過敏的,打了針,狀況有比較好,已經回家了;但另一個腸胃炎併發燒的年輕女性,則留下來打點

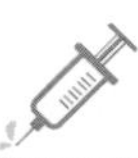

滴補充水分。算算時間，一個多小時了，應該有明顯改善，所以他過去訪視病人，順便跟病人說明抽血的報告。

陳醫師走進病床，看病人正在滑手機，畫面上是一種打磚塊的遊戲，臉上不時地還露出笑容……

他走上前問：「張小姐妳好，有沒有好一點？」

張小姐立刻放下手機，收斂笑容，皺著眉頭說：「是有好一點點，但肚子還是很不舒服。」

「別擔心，抽血報告都正常，只是腸胃炎，可能有點兒脫水，我們再觀察一下吧！」陳醫師說明著。

此時救護車送來一位國中生，主訴是一小時前，在學校吊單槓摔下來，現在右前臂疼痛。陳醫師診察完之後，開立X光，看到右手饒骨中段有裂開，但沒有轉折，也沒有分離，屬於線性骨折。

陳醫師跟隨行來的李老師說：「這是線性骨折，等一下打石膏後，吊個肩帶就好了。」

李老師靦腆地說：「醫師，不好意思，剛剛我跟家長連絡，他們問說可不可以給他住院？」

「這不用開刀，不需要住院啦！休息就可以了。」

這個時候，坐在一旁，右手吊著肩帶，一臉驚恐的國中生說：「可是媽媽說，沒有住院就不能領保險金耶！」

陳醫師走到他面前，蹲了下來，看著他的雙眼說道：「弟弟，如果你住院的話，就不能去上學了。你們不是快要期末考了？你要為了那兩三千塊而放棄學業嗎？」

「媽媽說，我住一天可以領 5000 塊，她叫我住一個禮拜耶！」

陳醫師啞然失笑，雖然知道現在許多保險是有「日領金」，但這麼公然為了多領錢而希望小孩住院的家長，畢竟還是少數。當然，在急診多年，是真的遇過不少因為有保險而要求讓發燒小孩住院的家長，但從不會這麼大辣辣地說出來。

看到國中生如此童言無忌，李老師也感到一絲羞赧，緩頰似地趕緊說道：「要不然，我們先在這兒觀察一下，等家長來再說好嗎？」

陳醫師回答：「當然要觀察，因為我還要等石膏乾了；而且，監護人沒有到，我也不能就這樣讓你把學生帶回去。」

＊＊

接著在處理了兩個新的傷患之後，陳醫師又去內科看張小姐，只見她又在神情愉悅地玩手機。

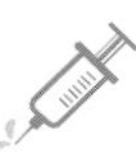

「張小姐妳好，我看護理記錄，妳已經退燒了，應該舒服些了吧？」

張小姐立刻皺眉道：「喔，我肚子還有點兒怪怪的，不是很舒服耶！」

陳醫師再度觸診她的肚子，分明已經沒有異常了，但病患竟然說還在痛！便說：「那……我再幫妳加個止痛針。」

張小姐連忙搖頭說：「不用不用，我想……我再休息久一點，應該就可以了。」

「妳……」陳醫師突然拉長語氣說：「是不是有需要躺6小時來領保險？」

張小姐臉一紅，吞吞吐吐的說：「對耶……醫師……我……我可以躺6小時嗎？因為我的保險有規定，如果沒住院的話，在急診要6小時以上，才可以領一天的保險金。」

陳醫師臉色略垮，沒好氣地說：「如果妳需要6小時，妳就提早跟我說；否則妳一直說還不舒服，我會認為是我沒診斷正確，或是治療的不夠妥當。」

張小姐這才不好意思，抱歉地說：「好啦，其實……是真的好多了，不好意思喲，謝謝醫師。」

陳醫師轉身走開，心裡慶幸著剛剛的福至心靈，想到「保險」這件事，才不會在診斷與治療中一直打轉。眼看內科病床還有不少空床，因此交代護理師後續的觀察，並將診斷書先開立好，等時間到了再讓病人離院。

回到外科，那位國中生的父母到了，一進來就叫著：「小孩子骨頭都斷了，為什麼不能住院啊？」

陳醫師帶著他們先看X光，然後說道：「這是線性骨折，只要打石膏固定即可，不需要開刀，病人也不需要臥床休息，所以不用住院呀！」

媽媽說：「啊，他會痛呀！」

「我剛剛有問過他，他說不用打止痛針；而且，通常這種骨折，只要固定不動，其實不會很痛的。」陳醫師進一步解釋。

父母見陳醫師不為所動，爸爸就說：「那我們要 copy X 光片，我們到別家醫院看好了。」

「對呀，遇到這種實習醫師，真是有理說不清！」媽媽幫著腔說。

護理師怡真幫家長辦了 copy 病歷和 X 光的手續，等他們結帳離開後，笑著問陳醫師，「陳主任，他們說你是實習醫師，你怎麼都沒生氣呀？ 我在旁邊聽了差點兒都要笑出來了。」

陳主任脫下綠色的布製手術帽，露出地中海型的禿頭，

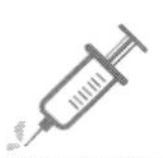

摸了摸鬢角的幾莖白頭髮，笑笑說：「他們說我是實習醫師，那表示他們覺得我看起來還年輕，有甚麼好生氣的？」

怡真又說：「上次劉醫師為了不讓病人躺 6 小時，還跟病人吵了好久，最後被投訴說態度不佳，沒有醫德，他氣了好幾天咧！」

陳主任嘆了一口氣，語重心長地說：「唉，這都是保險的問題。我們現在醫療被健保綁架，又要顧到民眾的私人保險，其實已經有點兒偏離教科書上的指示了。在這種制度下，如果不把自己的 EQ 先練好，那每天都會被氣死的！」陳主任轉身打開桌上的一本書，同時笑著說：「反正保險金又不是我們出，只要不是太違背醫療常理，又可以順便幫幫病人，那幹嘛和自己過不去呢？」說罷，輕笑一聲，繼續讀他手上的那本《開心老人的養生之道》。

「未婚生子」不稀奇，但「無性生子」就真是神蹟了！
醫療界偶爾有奇蹟，但如果你相信太多神蹟，你就輸了。

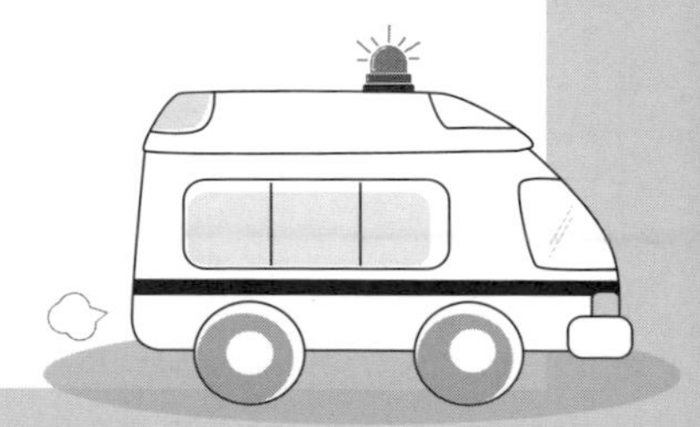

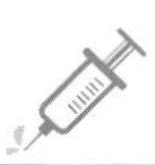

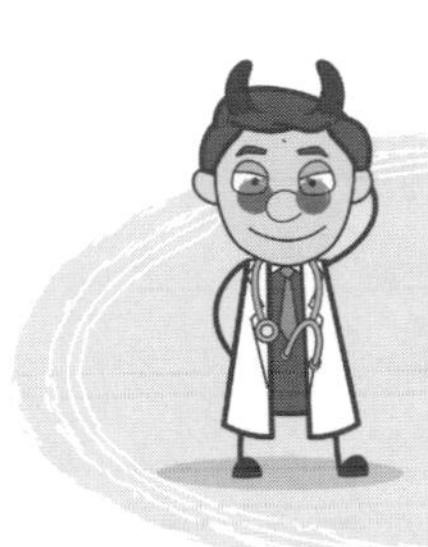

醫療界的聖母瑪利亞

「二十四歲女性，下腹痛兩天了，有陰道出血，沒有吐沒有拉，從鄰近友院轉來的，說是月經痛。他們處理過了，但病人還是嚴重腹痛，所以轉來我們醫院。」

第一年的住院醫師莊楨德，拿著病歷，畢恭畢敬地向主治醫師劉禪報告一位新來病人的狀況。

劉醫師皺著眉頭說：「有驗 EIA (註一) 嗎？」

莊醫師愣了一下說：「友院那邊說有會診過婦產科，沒提到有懷孕啊！」

「年輕女性，千萬記得都例行性的要驗，尤其這種有下體出血的。」劉醫師特別叮囑。

過了一會，EIA 報告出來是陽性。

莊醫師喜孜孜地跟劉醫師說：「學長，真的是陽性耶！」

「那我們去跟病人解釋一下，並會診婦產科。」

劉醫師帶著一名護理師到病床前跟病人說明檢驗報告……

「我們幫妳驗孕，結果是陽性，表示妳懷孕了！」

「啊～～怎麼會！？」病人驚呼一聲。

一旁的媽媽也說：「對啊，怎麼可能？她連男朋友都沒有呀！」

劉醫師愣了一下，說道：「嗯……檢查報告也許會有一些誤差。我們會診婦科醫師看一下好了。」

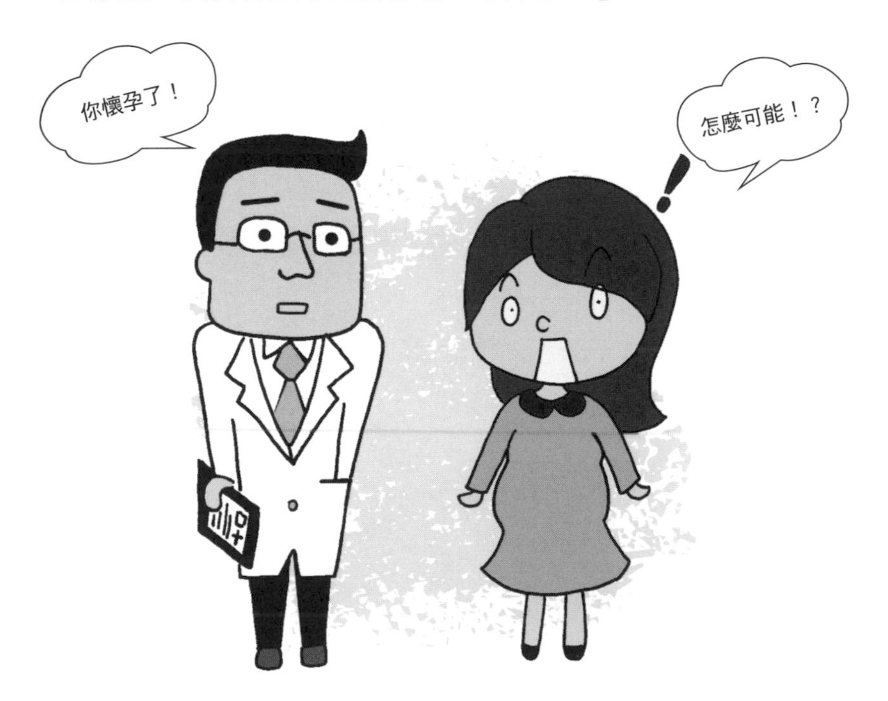

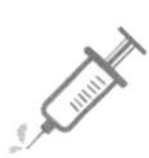

待婦科醫師會診完，只說子宮內有血塊，卻沒有看到胚胎，便要求檢驗血液中的 β-HCG（註二）。

一小時後，報告出爐：β-HCG 竟高達兩萬以上。

莊醫師奇怪地說：「學長，這樣看來，病人不但懷孕了，而且好幾週了呀！」

劉醫師也覺得很納悶……「看樣子，我們終於遇到聖母瑪利亞了！」

想到當年，聖母瑪利亞未婚生子被視為宗教奇蹟，劉醫師心中竟有一絲絲興奮——現實生活中真的有聖母瑪利亞？

在婦科醫師的建議下，將病人留在急診室觀察出血狀況，預計六小時後再檢驗一次血紅素以及血中的 β-HCG。

不料，過了半小時，護理師小莉來找劉醫師，囁嚅地說：「劉醫師，那個病人是我的國中同學；剛剛她趁她媽媽去幫她買衛生棉墊的時候，跟我說她懷孕快七週了，五天前開始吃 RU486（註三），所以這兩天開始在……嗯，你知道的……可是，她拜託請你不要在她媽媽面前說。」

「我就說嘛～～」劉醫師欣慰地長呼一口氣，「還裝甚麼聖女貞德！她一直不肯說明真相，害我們如墜五里霧中，覺得不可思議！」

「難怪婦科醫師也沒看到胚胎，原來是流掉了！」一旁的莊醫師接著說：「學長，如果病人堅持不承認有性行為，我們怎麼辦？」

劉醫師聳聳肩，說道：「病人如果堅持否認，而我們又沒看到胚胎，就只能先症狀治療，觀察出血狀況及監測血壓變化；必要時，幫她打止血針和輸血，沒有別的方法。」

「那～～接下來，我們要怎麼跟病人和家屬解釋啊？」

「病人終究是要面對她父母的，但我們不必開第一炮。先打電話知會婦科醫師，不用等六小時了，提前請婦科醫師再看一次，看看是不是直接幫她做 D&C（子宮刮除術），再由婦科醫師來跟家長談。」

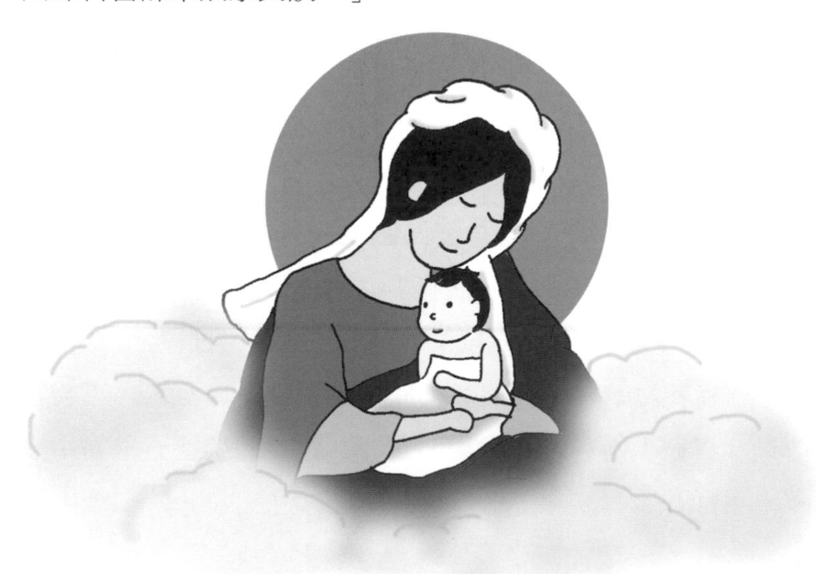

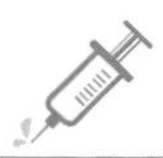

這場聖母瑪利亞風波略微底定，劉醫師吁了一口氣說：「醫療上偶爾有奇蹟，但要說神蹟，那真是見鬼了！呿～～」

說完，拿出掛在胸前的小小十字架，放在嘴上親吻一下，口中念著:「哈利路亞～～」然後再小心地將十字架放回胸前，搖搖頭，繼續看下一個病人……

（註一）EIA：Enzyme immunoassay 酵素免疫測定法，是利用抗原抗體的特定鍵結方式來檢測檢體；在婦產科方面，便是用來驗孕。

（註二）ß-HCG:Human Chorionic Gonadotropin 人類絨毛膜激素。懷孕時，血中此激素會迅速上升，有時候可以從抽血數據中，大略猜出懷孕的週數。

（註三）RU-486 是墮胎藥，通常建議在懷孕七周內服用。因為有其副作用，所以必須在合格婦產科醫師的處方下才能使用。

會發酒瘋的酒鬼是很欠罵的，可惜，這時候你怎麼罵他，他也聽不懂……

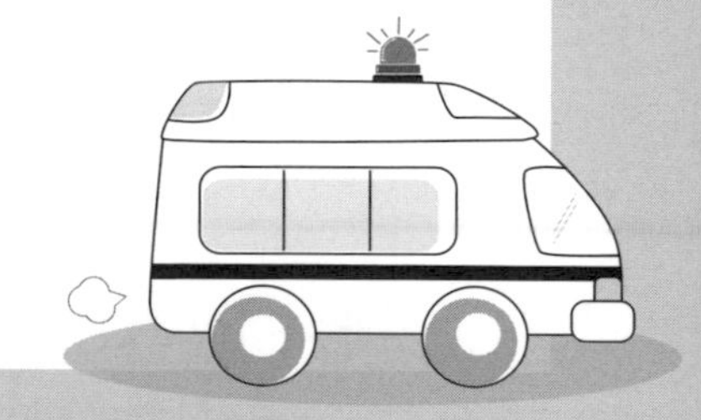

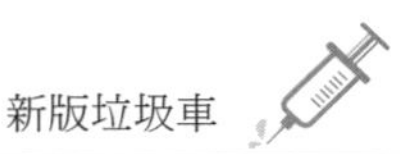

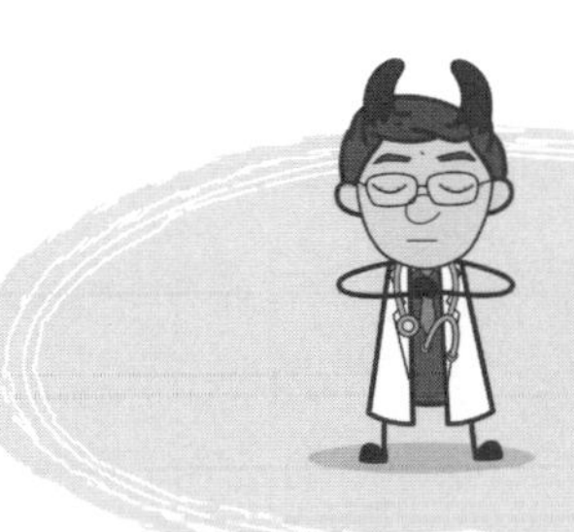

新版垃圾車

「哇哩咧～～」護士美月在接到廣播系統的呼叫後，哀嚎了一聲。她大聲說：「杜醫師，等一下救護車又要送一個酒鬼過來！」

「什麼？剛剛已經送來3個了ㄟ，還有啊！？」杜醫師感到頭皮一陣麻。「真不知今天是地球磁場有問題，還是剛剛有發生過沒被偵測出的超級大地震？怎麼大白天的，有這麼多酒癮患者發作？」才在心裡嘀咕著，就聽到救護車「喔咿喔咿——」的警報聲逼近。在兩名員警的戒護下，119救護人員「抓」了一個正在大聲咆哮，四肢亂扭的少女進來。杜醫師一看，臉色一沉，「觔～～又是她！」

杜醫師知道這個少女是個同性戀，不被家人接受，兩年下來一直跟家人鬧得很不愉快，從此便在外面遊蕩，很少回家，喝酒吸毒樣樣都來；才18歲左右，就變成精神病患，常常在發酒瘋，或是吸食安非他命之後，由她女朋友通報 119 送來醫院打解藥。家屬現在都已經不太理她了，只有一個堂哥有時候會來醫院幫她辦出院手續。

杜醫師知道她還好處理，通常 1 ～ 2 支鎮靜劑就可以打倒。但是，他還是忍不住地跟救護車抱怨，「你們今天是怎麼了，一小時內就送了四個這種病患給我啊？」

剛剛在四十分鐘內，他才接了兩個酒鬼。其中一個是家屬不再理會的遊民，又喝醉了倒在路邊，被好心的路人報警處理，警察便把他送到醫院來「觀察」；另一個是急診室的常客，也是喝了酒之後發酒瘋，拿菜刀要砍鄰居，於是被銬了手銬送過來了。這兩個酒鬼，每每在急診室躺了六到八小時後就會醒來，然後自拔點滴，悄悄溜走，已經不知道欠醫院多少錢了？家屬後來連理都不想理。聽說之前家屬還會來把他們帶回家，但其實他們一點都不想回去！

第三個則是單純的精神病患。跟家人吵架後，揚言要開瓦斯自殺，也是被銬了手銬送來醫院。剛剛才問完病史，知道是前一陣子借高利貸被逼債，最近又有官司纏身，所以情緒不穩，又不肯吃藥控制，才會整個發作出來。

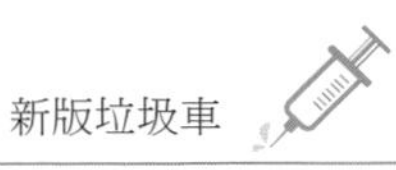

杜醫師和幾個護士才剛搞定前面這三個病患，其中第二個酒鬼和那精神病患，是被約束帶五花大綁後，警察才敢鬆了手銬；在綁約束帶的時候，美月還不小心被發酒瘋的那一個傢伙抓傷了手臂，心裡還一直在不高興著，才以為終於可以安靜一下了，沒想到現在又送來了一個！按照分配原則，至少也該撥個 1 ～ 2 位給別家醫院去處理吧？

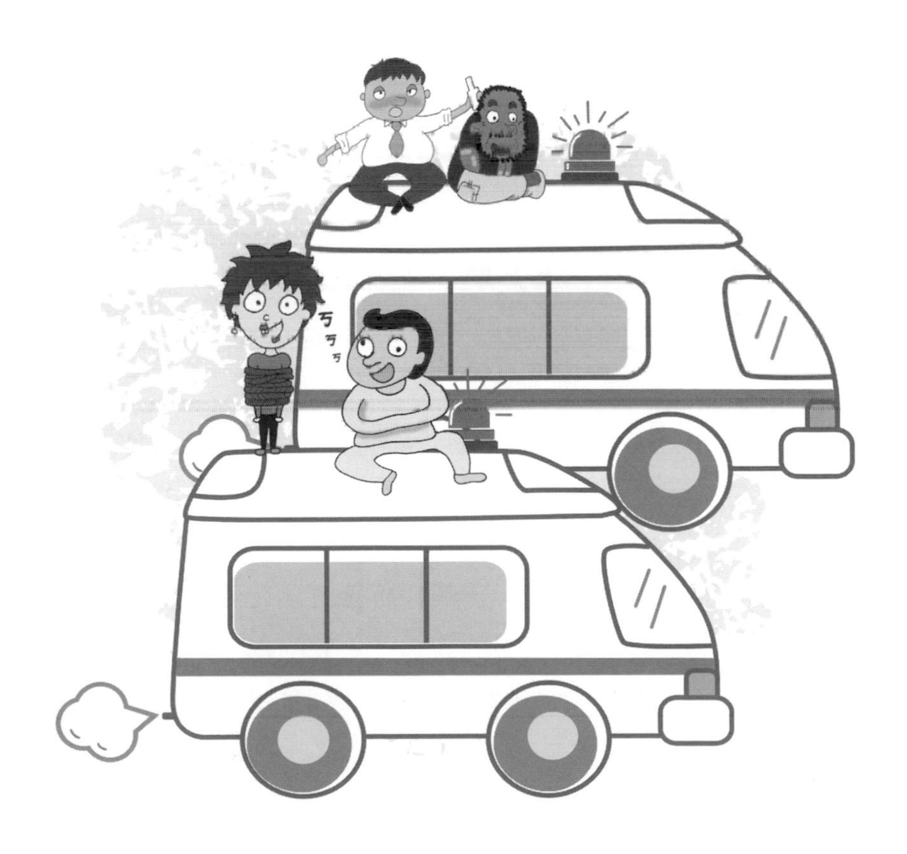

「我們也不想啊！我們也很辛苦耶，要去她家跟她纏鬥，也是有風險的好不好！」救護人員也很無奈。

一旁的警察看到有醫護人員接手，並將少女綁上約束帶後，便悄悄地鬆了少女的手銬，然後不發一語，悄然離去。杜醫師當然知道救護人員的辛苦，可是，一小時內接了四個會大吵大鬧的病患，再好的EQ也都會崩潰的。於是陰沉沉地跟救護人員說：「我看你們救護車上的『喔咿喔咿——』警報聲，乾脆改成《少女的祈禱》或是《給愛麗絲》好了，應該會比較貼切！」救護人員一時之間沒聽懂，拿出救護記錄單請護士簽名。

美月一邊簽名，一邊笑說：「那他們豈不成了垃圾車？」

「妳不覺得已經越來越像了嗎？」杜醫師沒好氣的說。

抱怨歸抱怨，還是得乖乖地處理這幾個病患。因為根據目前的法規，酒醉路倒的，或是喝酒鬧事的，都是先送到醫院處理，除非病患有違法事件，且經醫院確定無身體之傷害，才會由警方依現行犯逮捕，帶離醫院。所以在急診室，不時地會有這種被銬了手銬送來的病患，大聲咆哮、揮拳傷人，弄得警察人員、消防人員和醫護人員全都人仰馬翻。

打了針，寫好了病歷，第一個發酒瘋的病人又醒過來了。掙不開四肢和胸前的約束帶，氣得大吼：「你們憑甚麼把我綁起來？我要告你們！」

掙扎了幾下，發現真的無法起身，他又大喊：「救命啊！我要尿尿啦～～」只見美月又抽了兩支鎮靜劑，似笑非笑地走向他，心裡想著：「再發酒瘋啊！你剛才抓傷我，這次一定要讓你脹尿脹到膀胱爆炸………！」

尾聲～～

醫師也是人，會有脾氣，也會有悲歡離合的感情；當然，也會生病或受傷……

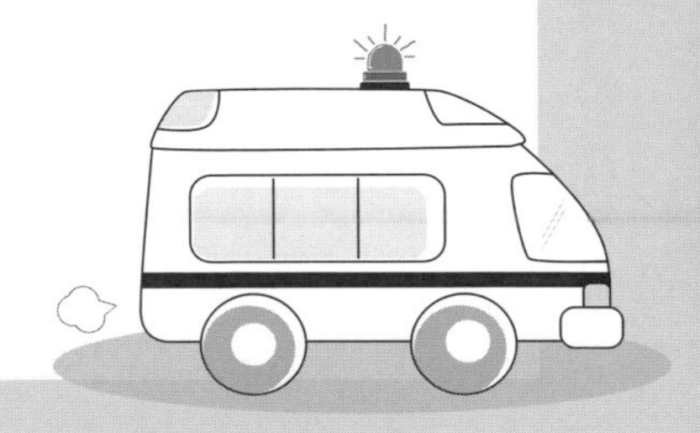

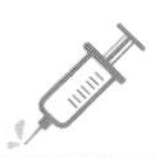

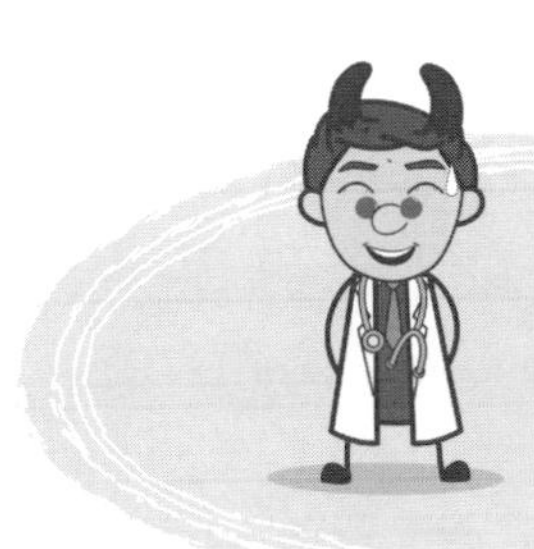

當醫生變成傷患

◆ **Day 1.**

為了當年受訓醫院的忘年會，我特地回台北買禮物。

騎著機車逛了幾家店後，回程時，穿過自強隧道口的地下道，覺得彎彎的地下道很窄，我應該要減速。然而，不知道哪一根筋不對，我竟然很順手地催了油門，結果，下一秒鐘，「砰～～」的一聲，機車撞上地下道的牆壁，我整個人往前摔了出去！

當時痛到站不起來，自覺一直不自主地「啊～～啊～～」慘呼。我躺坐在地上，試著要先拉起機車，雙手卻因為胸口太痛而無法使力。過了一會兒，兩個隨後經過的機車騎士見狀，停下來問我要不要找救護車？

我心想：「這應該只是胸口挫傷而已……」便婉拒了他們的好意。但請他們幫我把機車牽正，我才緩緩站起來，重新發動機車上路。

我縮著胸口慢慢騎，才剛出發就發現不對勁——左肩非常痛，左手無法平舉，而且機車龍頭有點卡卡的，因此只敢以時速 20 公里緩緩前進。

趁著等紅燈的空檔，我右手摸上左肩：「天啊！我的鎖骨斷了！？」我已經摸到骨頭錯位了！

我不敢再騎下去，生怕會再摔跤。於是，一邊把機車騎到路旁的停車格，架好腳架，一邊也考慮著，是要去受訓醫院開刀，還是回老東家醫院開刀？（因為都有自己的熟人，都還算方便。）

此時的我，依舊時不時地會忍不住痛苦呻吟，而且，還會不自主地全身顫抖。我心知這應該是生理上的恐慌反射，便試著讓自己定下心來，也趕緊拿出手機打給我的二姊（因為她離這兒最近），告訴她我出車禍了－－左鎖骨骨折！二姊非常震驚，直問我所處位置，便和姊夫開車來接我。

＊＊

等心情比較穩定一點，暗忖了幾個條件後，決定還是回老東家醫院開刀。

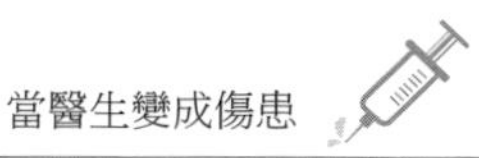

在前往醫院的路上，我打電話給同事，跟他們說明車禍事件，請他們先幫我做術前準備，並告知空腹時間。

「會不會很痛？」二姊在車上頻頻回頭問我，一副就要哭出來的樣子……

「你怎麼都沒有『唉～～』啊？」

這時候我心情已經平復，所以只是斜靠在右側的車門旁，緩緩說道：「骨頭斷了就準備開刀呀！幹嘛要哭？唉唉叫也不會比較不痛！」我忍住疼痛，苦笑著安慰二姊。

回到醫院，補了健保卡，同事也已經把病歷打好了，還幫我安排電腦斷層，因為我跟他們說，我覺得左邊第四、第五肋骨斷了。（自己摸得出來。）

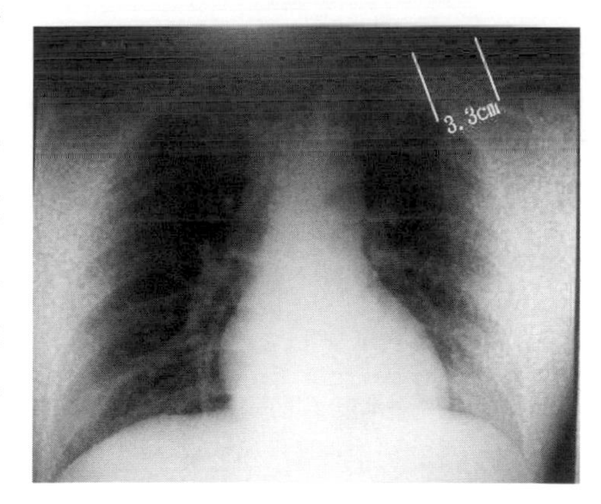

電腦斷層的結果出來，果然，左鎖骨錯位性骨折，以及左邊第三到第六根肋骨骨折。幸好沒有血胸和氣胸，省了插一支胸管的命運！

一切都搞定後，因為空腹時間足夠，連夜就進開刀房。

躺在手術檯上，我吸著氧氣，聽著麻醉科主任跟麻醉護士說著要打的 propofol 劑量（註一）。

「打 propofol 200 mg，這一支針會有點痛喔！」麻醉護士提醒我。

推藥時，我心裡還在想：「我要體驗一下被麻倒前的那一剎那，會是甚麼感覺……」沒想到，我才說完「不會痛啊！涼涼的而已……」這幾個字，就完全昏迷了。

◆ Day 2

在恢復室醒來，覺得口好乾、喉嚨好燥……

一睜開眼，看到在恢復室的麻姐（麻醉護士），剛好是以前我們急診的護理師，跟我很熟。

「你的麻品很好耶，都不會亂動亂喊！」她突然對我說了這麼一句。這……算是不幸中的稱讚嗎？（註二）

（註一）Propofol：一種藥效很快的麻醉引導用藥。

（註二）在醫院待久了，知道有些人的「酒品」不好，有些人的「麻品」不好。我以前都會跟護理師說：「妳們將來要嫁的老公，如果酒品不好的就不要嫁了，那表示他潛意識的品性是很差的。」

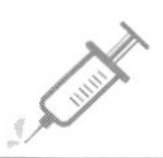

轉到一般病房之後，我睡得很不安穩，總是睡睡醒醒。我二姊自己也感冒，卻陪著我窩在一旁的小床上，不時還能聽到她的咳嗽聲，心裡真是過意不去。至於我姊夫，他非常厲害，隨處一躺就可以呼呼大睡！但我相信這一夜的折騰，他們倆都累壞了。所以早上一醒來，我就請他們回臺北，畢竟姊夫還要開會；二姊也要照顧小孩。

就在他們剛離開之後，我娘出現了，我三姊也趕來了……她們看我開完刀，除了痛以外，沒有大礙，也就放心！

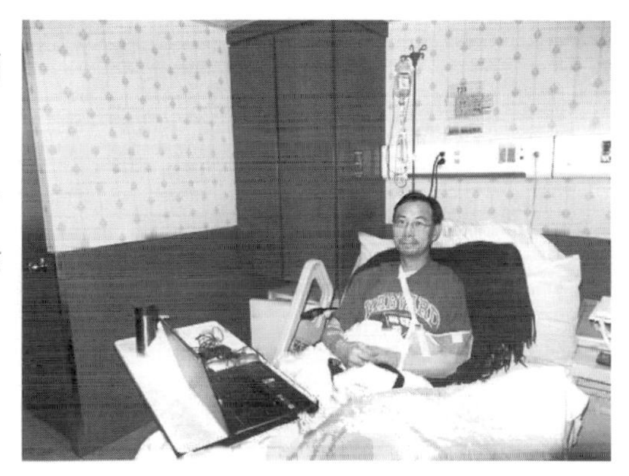

講到「痛」，我個人是不喜歡吃藥的，所以連止痛藥都盡量不吃，單純就以冰敷的方式來舒緩，再吊著手臂休息。其實像這種受傷，所需要的就是時間；在急性期，還是以冰敷和休息為主，藥物為輔。我自己知道這個過程，所以倒也不著急，反正遇到了就是要去承受。

但接下來，我的同事可就傷腦筋了！因為我沒辦法上班，他們勢必要重新調整班表。在私立醫院的急診人力通常都排得很緊，一個蘿蔔一個坑；一旦有人突然不能上班，其他人要立刻填補是有困難的。通常一調動，就幾乎是整個月的班表大翻盤。

◆ Day 3

這兩天，陸陸續續有同事和朋友來看我；甚至連院長和執行長都送花來慰問，真讓我受寵若驚，也很不敢當！不過，小鎮醫院就是有這股人情味，這可能也是大都會區的醫學中心所感受不到的。而同事們看到平時惡行惡狀的老魔王，竟然也有受傷而不敢大笑及大聲講話的一天，簡直像挖到寶般地興奮。所以每個來看我的人，都會故意很開心地講笑話來逗我笑，因為我只要一大聲說話、大笑，或是咳嗽、打噴嚏，傷口就會很痛！對他們而言，可以肆無忌憚地嘲笑老魔王而不會被回擊，這是多麼難得的經驗哪，豈能錯過？

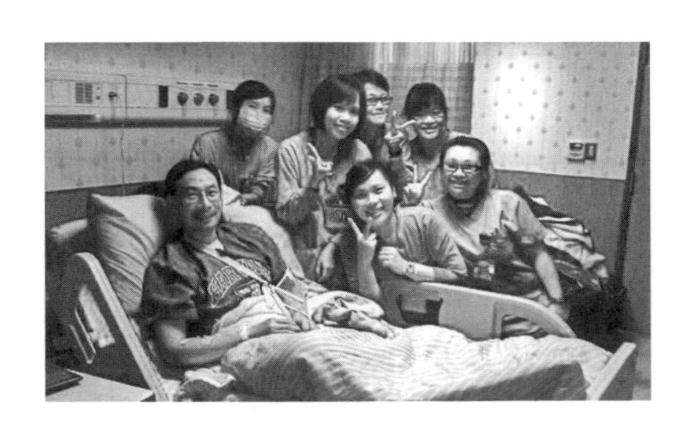

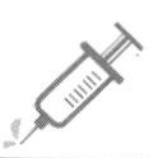

我本來是不吃止痛藥的，但這兩天笑到傷口好痛，所以吃了半顆 Tramadol（註三），沒想到副作用出現了——兩個小時後，開始感到頭暈。不是那種天旋地轉的暈，就是頭重腳輕的不實在感，幸好走路還是穩的，但卻有一種不踏實的虛浮感。

接著來看我的同事看到我頭暈的副作用，就問我要不要排個腦部電腦斷層，看看有沒有內出血？我說：「不用啦，當時有戴安全帽，頭又沒撞到，應該只是藥物的關係。」

通常我們受傷會看機轉及症狀，來決定該做哪些檢查和處理。我對自己的身體還算了解，也知道當時車禍的過程，所以並不驚慌，就等藥效慢慢退去就可以了。

（註三）Tradadol：是含一半普拿疼，一半類嗎啡藥的止痛藥；其中類嗎啡的成分，會造成有些病人頭暈，甚至會有「茫」的感覺。但有些病人很厲害，一天吃四顆都還沒事，這真的就是看個人的功力了！像我平常是不吃藥的人，所以對這一類藥的感受性會很強。

◆ **Day 4**

這兩天沒什麼胃口，但老媽還是每天煮一些補品給我吃；受傷的恢復很需要營養，所以我還是很努力地把媽媽的愛心都吃下去⋯⋯結果都吃得好撐喔！

今天把紗布和繃帶拆開來看，傷口已經黑青一大片了！其中一條深黑色的瘀青線，可能是當時撞到後照鏡的地方。幸好是在冬天，衣服穿得夠厚，否則傷勢一定更嚴重！

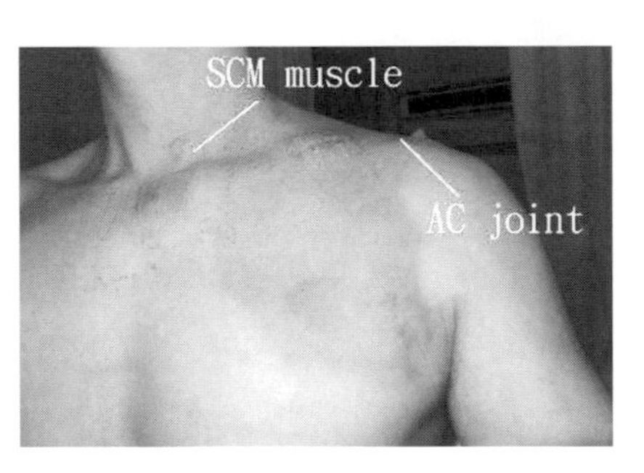

▲ 傷口仍清晰可見一大片黑青（註四）

最近，左肩偶爾會突然一陣強烈劇痛，骨科同事認為是我還不習慣吊著肩帶的感覺，所以常會不自主的左手上提，而造成肩膀劇痛。另外我發現，當我吊著手臂時，手可以慢慢抬高至70度左右；但如果拿開吊帶、把手伸直，則完全無法抬起來！看來，恢復之路還有一大段。

一般這種受傷，大概冰敷三天，接著再冷熱敷交替到第七天，然後改熱敷並開始做復健就可以了；但這回我決定要

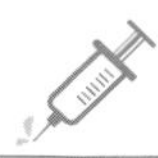

好好冰敷休息個七天，再開始自己慢慢練習手臂運動及肩部活動，只要肩膀的旋轉肌沒斷裂，相信幾週後就可以自己鍛練回來的，不用刻意再去復健科做復健。

身為醫療人員，自己受傷了，其實跟一般民眾的治療過程是一樣的，並不需要什麼特別的治療；但我們唯一的優勢，大概就是自己平時看多了，知道整個病程會是什麼狀況，所以不會驚慌失措或惶恐不安，而照顧的醫護人員都是自己的同事，所以在態度上當然會更親切一點。至於病程方面，反正一切按部就班地處理，最後就讓時間來療養復元囉！

(註四) SCM muscle：胸鎖乳突肌，跟「轉頭」有關的肌肉。
AC joint：肩峰關節，連結鎖骨和肩胛骨的關節，會影響手臂的運動。

活得好 058

老魔王的急診室

急診醫師面對生老病死，以人性為出發點的魔宮寓言

除了藥水味兒，老魔王的急診室裡，有更多的酸甜苦辣人生滋味兒！

作　　者　畢人龍◎著
顧　　問　曾文旭
編輯統籌　陳逸祺
編輯總監　耿文國
主　　編　陳蕙芳
編　　輯　蘇麗娟
封面設計　吳若瑄
內文排版　吳若瑄
插　　畫　吳若瑄
法律顧問　北辰著作權事務所

初　　版　2019年06月
出　　版　凱信企業集團-凱信企業管理顧問有限公司
電　　話　（02）2752-5618
傳　　真　（02）2752-5619
地　　址　106 台北市大安區忠孝東路四段250號11樓之1

定　　價　新台幣320元／港幣107元
產品內容　1書

總 經 銷　采舍國際有限公司
地　　址　235 新北市中和區中山路二段366巷10號3樓
電　　話　（02）8245-8786
傳　　真　（02）8245-8718

國家圖書館出版品預行編目資料

老魔王的急診室：急診醫師面對生老病死，以人性為出發點的魔宮預言 / 畢人龍著. -- 初版. -- 臺北市：凱信企管顧問, 2019.06
面；　公分
ISBN 978-986-97319-3-5(平裝)

1.急診醫學 2.醫療服務 3.通俗作品

415.22　　108003782

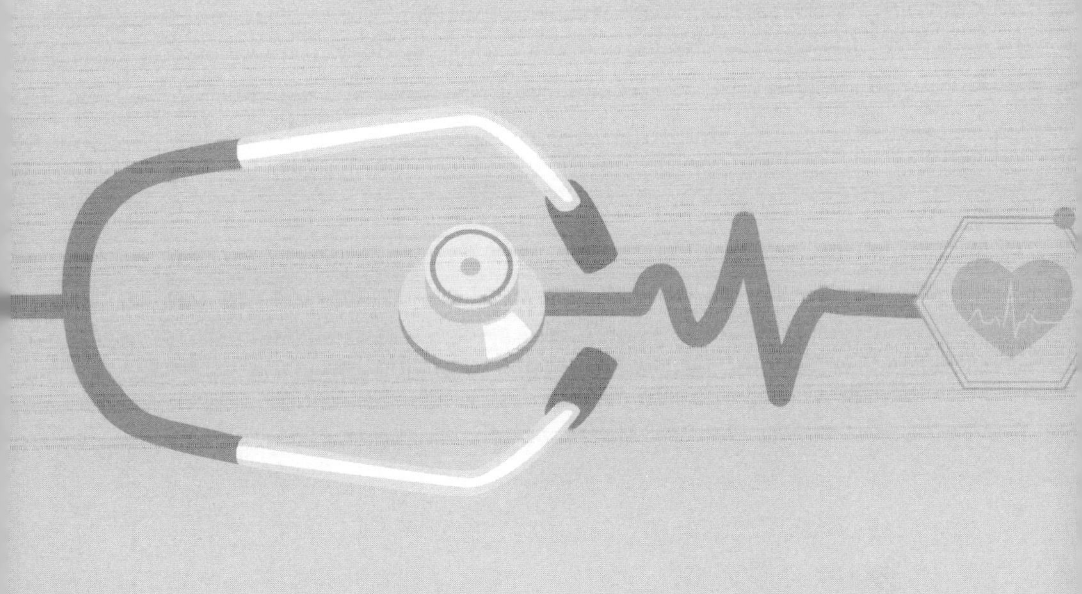

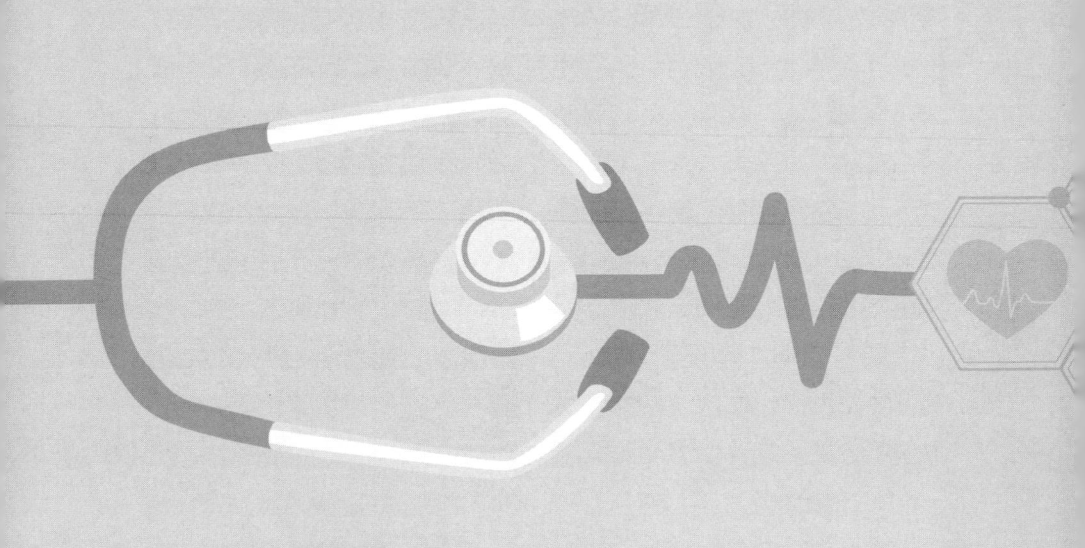

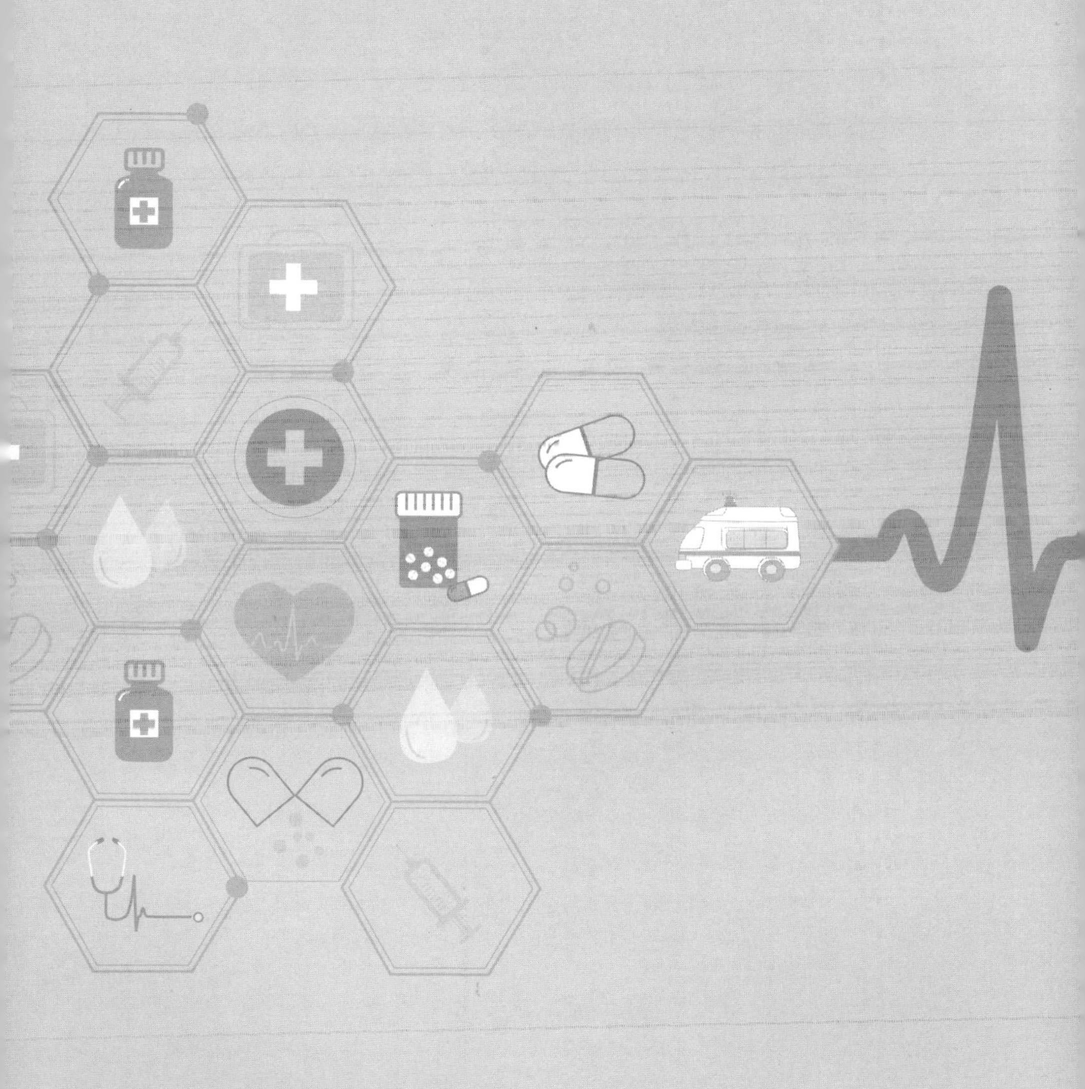

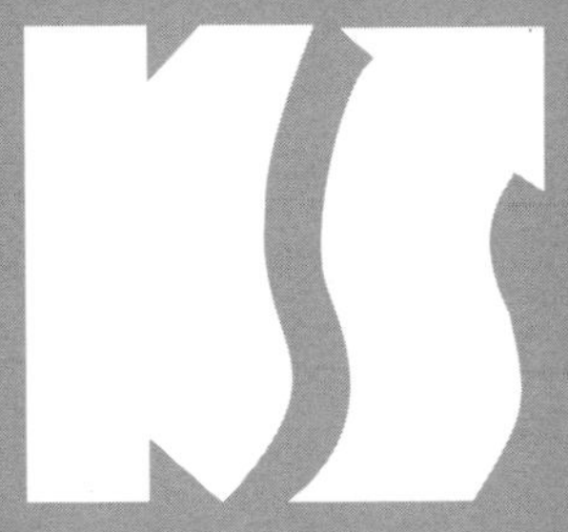

凱信企管

用對的方法充實自己，
讓人生變得更美好！